"Peter y Ann Pretoriu[...] tros compañeros misio[...] África, nos presentaron a la Dra. Caroline Leaf. Estaban emocionados porque ella estaba dejando una huella profunda en personas por toda Sudáfrica. Le ofrecimos ser una invitada en *LIFE Today*, y ha seguido dejando una potente huella no solo en su propio país sino también aquí en Estados Unidos. Como neurocientífica, la Dra. Leaf muestra la conexión que existe entre nuestro cerebro y la comida. El hecho es que muchas personas se están matando debido a lo que comen... o no comen. Las indicaciones que proporciona la Dra. Leaf en estas páginas seguramente nos harán pensar dos veces antes de dar el siguiente bocado, y nos equiparán para ser mejores administradores del cuerpo que Dios nos ha dado".

James Robison, fundador y presidente de *LIFE Outreach International*; fundador y editor de *The Stream*

"En la actualidad, millones de personas están sufriendo por los efectos para la salud de los malos hábitos alimenticios, mientras que incontables individuos están esclavizados para que podamos tener abundancia de comida barata. En *Piensa y come de manera inteligente*, la Dra. Caroline Leaf nos muestra que podemos utilizar nuestra mente para decidirnos a establecer no solo un estilo de vida más sano e integrado, sino también para mejorar las vidas de quienes sufren injusticia

Unstoppable

"En una mirada bien informada a nuestro sistema alimentario, la Dra. Leaf nos da una llamada de atención sobre el declive de nuestra salud física si continuamos por nuestro camino actual; pero hay esperanza. En este libro tan esclarecedor, la Dra. Leaf nos ayuda a entender que cada vez que comemos, estamos eligiendo. Con una combinación informativa de investigación científica y principios bíblicos, la Dra. Leaf muestra que comer de manera sana puede que no sea rápido o barato, pero es algo que todos podemos hacer. Gracias a este libro estoy motivado a elegir alimentos más sanos y ayudar a otros a hacer lo mismo".

Dr. David I. Levy, profesor clínico de neurocirugía, Universidad de California, San Diego; autor de *Gray Matter: A Neurosurgeon Discovers the Power of Prayer... One Patient at a Time*

"Es un honor y un placer para mí endosar a la Dra. Caroline y su nuevo libro, *Piensa y come de manera inteligente*. Su pasión por el bienestar de los demás es genuina, y sé que se prenderán las luces para muchos cuando absorban la verdad y la perspectiva de estas páginas. Vivimos en un mundo consumido por muchas cosas, incluyendo la comida y la búsqueda de salud, belleza, oportunidad e influencia. Tengo la seguridad de que este libro será transformador para muchos y que establecerá verdades fundamentales que darán como resultado una vida bendecida, efectiva y fructífera".

Bobby Houston, Iglesia Hillsong

"¿Sabías que tu cuerpo es el templo del Espíritu Santo, y que Dios nos creó para glorificarlo a Él? ¿Has pensado alguna vez en el hecho de que Dios no puede moverse por medio de ti si no puedes hacer físicamente lo que Él quiere que hagas? En su nuevo libro, *Piensa y come de manera inteligente*, la Dra. Leaf revela cómo tener un estilo de vida más sano y una mente más clara. Ella es miembro de la Iglesia Gateway y ha sido oradora durante nuestros servicios de fin de semana y nuestras conferencias. Su conocimiento médico, combinado con su sabiduría reveladora, cambiarán por completo tu vida".

Robert Morris, pastor principal fundador de la Iglesia Gateway; autor éxito de ventas de *Una vida de bendición*

"¡La Dra. Caroline Leaf lo ha vuelto a hacer! La Dra. Leaf ha indagado en un problema sistémico en nuestras vidas individuales y revela una solución sistémica. *Piensa y come de manera inteligente* es un libro inspirado divinamente y está respaldado por hechos científicos sensatos sobre el modo en que pensamos y cómo nuestros pensamientos afectan nuestras decisiones alimenticias.

Este libro transformador es lectura obligada para todo el mundo en el planeta Tierra. Este libro apoya 2 Timoteo 1:7, que nos recuerda que Dios nos ha dado, mediante el increíble *poder* de nuestra mente *juiciosa*, la capacidad de actuar conforme a esas decisiones y transformar nuestro mundo".

Dra. Edith Davis, primera geofísica afroamericana; autora de *How We Really Learn*

"Mi amiga la Dra. Caroline Leaf tiene la asombrosa habilidad de explicar temas complejos de un modo que es práctico y alcanzable. Sus perspectivas sobre adquirir salud, tanto física como mentalmente, están hermosamente redactadas en cada página de este libro. Estoy agradecida por sus consejos contundentes. Los he visto transformar las vidas de muchos, incluidas muchas personas cercanas a mí. Este libro cambiará tus pensamientos y tu vida".

Priscilla Shirer, maestra y autora

"Estoy muy emocionada porque se publique este libro de una mujer que verdaderamente sabe de lo que habla y lo vive cada día. Mi último periodo en la vida fue el más desafiante que he enfrentado nunca en cuanto a salud se refiere, y aunque siempre he estado bastante enfocada en una buena nutrición y ejercicio, era obvio que mi cuerpo necesitaba más. Sé que este libro será una herramienta transformadora y salvadora en tus manos, y con todo mi corazón le doy las gracias a la Dra. Caroline por poner en nuestras manos un libro lleno de respuestas prácticas y un camino hacia adelante, de modo que cada uno de nosotros pueda vivir el plan perfecto de Dios para su vida".

Darlene Zschech

"En *Piensa y come de manera inteligente*, Caroline muestra que aumentar nuestra consciencia de las respuestas emocionales a la comida mejora nuestra habilidad de tomar decisiones sabias y conscientes acerca de lo que comemos realmente. A su vez, mejoras no solo tu salud física sino también, y más importante, tu salud mental y tu capacidad para usar tu consciencia plena en todas tus decisiones diarias. Endoso con toda sinceridad el programa de Caroline de pensar y comer de manera inteligente".

Dr. Jeff Shwartz, psiquiatra y autor

"Como médico y esposa de pastor, he visto a incontables individuos sufrir innecesariamente por enfermedades relacionadas con la dieta. Recomiendo sinceramente este libro a todo aquel que desee experimentar victoria en las áreas del manejo del peso y el bienestar".

Dra. Lillian Robertson, FACOG, *Emmanuel Ministries*

"Agradecemos especialmente el punto de vista claro, conciso y útil de la Dra. Leaf sobre asuntos de la mente".

Gabe y Rebekah Lyons, fundadores de *Q (THINQ)*

"¿Te has preguntado alguna vez por qué comes como lo haces? Pues bien, respuestas a esa pregunta y muchas más están en *Piensa y come de manera inteligente*. La Dra. Caroline Leaf entreteje fácilmente ciencia y perspectivas bíblicas para explicar cómo nuestros pensamientos se relacionan con nuestros hábitos alimenticios. ¡Léelo y obtén la sabiduría que necesitas para mejorar tu salud!".

John y Lisa Bevere, autores éxito de ventas; ministros; cofundadores de *Messenger International*

"Laurie y yo no podemos recomendar lo suficiente este libro de la Dra. Leaf que transforma el cerebro y la vida, ¡y oramos para que te beneficies de leerlo tanto como nosotros!".

Matt y Laurie Crouch, TBN

A todos aquellos que desean vivir una vida sana e integrada, en espíritu, alma y cuerpo, y que reconocen el poder de la mente, este libro está dedicado a ustedes.

A todos aquellos que reconocen la responsabilidad de administrar esta hermosa tierra que Dios nos ha dado tan generosamente, este libro está dedicado a ustedes.

DRA. CAROLINE LEAF

PIENSA Y COME
DE MANERA
INTELIGENTE

UN ENFOQUE NEUROCIENTÍFICO PARA
UNA MENTE MÁS CLARA Y UNA VIDA SANA

WHITAKER
HOUSE
Español

PIENSA Y COME DE MANERA INTELIGENTE
Un enfoque neurocientífico para una mente más clara y una vida sana

Originally published in English under the title
Think and eat yourself smart: a neuroscientific approach to a sharper mind and healthier life
by Baker Books
a division of Baker Publishing Group
Grand Rapids, Michigan, U.S.A.
All rights reserved.

Traducción al español por:
Belmonte Traductores
www.belmontetraductores.com

Edición: Henry Tejada Portales

ISBN: 979-8-88769-350-7
eBook ISBN: 979-8-88769-351-4
Impreso en los Estados Unidos de América
© 2025 by Caroline Leaf

Whitaker House
1030 Hunt Valley Circle
New Kensington, PA 15068
www.espanolwh.com

1 2 3 4 5 6 7 8 9 10 11 ⨃ 31 30 29 28 27 26 25 24

ÍNDICE

RECONOCIMIENTOS

Las horas que se emplean en un libro científico de esta naturaleza son interminables. Por lo tanto, siempre es un reto intelectual emocionante y satisfactorio ser capaz de llenar el pozo sin fondo de investigación, lectura y pensamiento. Y como la información es conceptualizada y formada en ideas que pueden expresarse lógicamente, un esfuerzo que nunca tiene fin debido a que la naturaleza de la ciencia es un ciclo continuo de descubrimiento, una asistente de investigación especializada se vuelve imperativo para el éxito de un proyecto de esta naturaleza. Hacia este fin, quiero mostrar mi reconocimiento a Jessica, quien no solo se convirtió en ese tipo de asistente, sino que también lo hizo con excelente destreza, profesionalismo y brillantez. Ella me ayudó a leer, evaluar y examinar el campo de minas en el que se han convertido los alimentos y la comida en el mundo actualmente: una batalla en la que realmente tuvimos que enfocarnos.

Mantuvimos muchas conversaciones a medida que ella ayudaba incansablemente a investigar y a darle sentido a la abundante cantidad de información opuesta. Ayudó a conectar múltiples conceptos complejos y editó mi redacción con excelencia y sabiduría. Pasó horas en la cocina ayudando a crear y a preparar las recetas favoritas de nuestra familia para incluirlas en este libro. Me animó cuando me sentí sobrecargada al intentar terminar un libro en un tiempo récord en medio de mi desafiante calendario de viajes. En todo, ella superó con creces sus obligaciones y responsabilidades, trabajando hasta muy tarde a lo largo del proyecto. Y Jessica no solo desempeñó un papel muy importante para ayudar a dar forma a este libro con su mente brillante, sino que estoy orgullosa de decir que también es mi hija. Gracias, Jess; tu contribución fue más que invaluable. No podría haber creado este libro sin ti.

Y toda mi familia intervino en este proceso creativo: mi reconocimiento a mi querido esposo Mac, quien nunca parece cansarse de escucharme enseñar, que siempre se emociona con los mensajes que comparto, y quien dejó un negocio próspero para dirigir nuestra organización. Él se ocupa incondicionalmente de cada una de mis necesidades; es sobresaliente y excepcional como esposo, padre y hombre de negocios. Te amo sin medida, Mac.

Mi reconocimiento a Dominique, mi segunda hija, quien en medio de todos sus estudios en la universidad me daba ánimo al teléfono. Con su pasión por los alimentos saludables y de calidad, se convirtió en una gran orientadora para mis ideas. También se metió en la cocina para ayudar a desarrollar recetas deliciosas.

Mi reconocimiento a Jeffrey, mi hijo, cuya naturaleza calmada y filosófica nos mantuvo a todos con los pies en el suelo y entretenidos a medida que surgían conversaciones apasionadas sobre poner fin al hambre y resistir a las grandes corporaciones alimentarias durante nuestros tiempos de comer juntos.

Mi reconocimiento a Alexy, mi hija menor, quien literalmente estiró mi mente al desafiarme a explicar los conceptos neurocientíficos que propongo en este libro; y lo hizo adecuadamente, ya que es su campo de interés. Ella inventó el concepto de "la mentalidad detrás de la comida".

Mi reconocimiento al Dr. Peter Amua-Quarshie, quien por siete años ha sido mi asesor científico, escuchando con paciencia mientras yo he desafiado paradigmas científicos en memoria y pensamiento, mientras echaba un ojo a mi precisión científica.

Por último, me gustaría reconocer al excepcional equipo de Baker Books; no podría desear un equipo mejor. Me han dado la libertad para explorar y expresar mi investigación, y han sido profesionales, alentadores y entusiastas. Chad Allen, Karen Lee-Thorp, Brianna DeWitt, Mark Rice, Lindsey Spoolstra, Hannah Brinks, y todo el equipo: gracias. Son todos maravillosos.

PRÓLOGO

Tal vez has oído que nuestro sistema mundial de producción de alimentos tiene graves fallas. Tienes razón. De hecho, es probablemente peor de lo que imaginas. Por fortuna, hay esperanza. Es posible que votemos y elijamos con nuestros tenedores para que haya mejores prácticas que respeten nuestra salud y la salud del planeta.

Para comenzar a elegir una manera mejor, necesitamos aumentar nuestro conocimiento acerca de los alimentos y las prácticas alimenticias. Tenemos que mejorar nuestras habilidades de compra y de cocinado. Y, lo más importante, necesitamos cambiar nuestras actitudes hacia la comida, la salud, la sanidad y la nutrición. Cuando hayamos abierto nuestras mentes a una manera nueva y más saludable de acercarnos a la comida, y comenzado a abandonar alimentos y hábitos poco sanos en nuestras vidas diarias, habremos entrado en un mundo culinario rebosante de magníficos olores, gustos, imágenes, sonidos y sentimientos que producirán alegría a nuestra boca y también a nuestro estómago.

Sin embargo, tales cambios requerirán algo más que un poco de esfuerzo. Este libro no es una dieta rápida para sentirnos bien, una solución mágica, la última píldora o moda, ni pretendo plantear que yo tengo la única solución. Es un reto en el *largo plazo* y *sostenible* con respecto a un gran problema: lo que comemos en nuestro mundo actualmente. Es un intento de reintroducir una cultura de *pensamiento* y *esfuerzo* en la comida, basada en una administración diligente del cuerpo y del mundo que Dios nos ha confiado. En el espíritu de renovar la mente, es un libro de estilo de vida que pretende volver a imaginar lo que comemos dentro de un marco de un espíritu, mente y cuerpo integrados (Romanos 12:2; 1 Tesalonicenses 5:23).

La mente es un factor clave a lo largo de este libro. El pensamiento, como verás, desempeña un papel dominante a la hora de comer. Los pensamientos tóxicos pueden invalidar los aspectos positivos de la buena nutrición. Los pensamientos sanos hasta cierto punto pueden mejorar los efectos de la buena nutrición y mitigar los efectos de la mala nutrición. De hecho, los pensamientos sanos conducen a mejores decisiones alimentarias. Comer y pensar están tan entrelazados, que lo que estás pensando antes, durante y después de comer influirá en cada una de las 75 a 100 trillones de células que hay en tu cuerpo, incluidas las células de tu sistema digestivo. Tu estado mental tendrá una influencia negativa o positiva sobre tu salud digestiva, y tu salud digestiva también tendrá una influencia negativa o positiva sobre tu estado mental.

Un motivo por el que sentí la convicción de escribir este libro es la enorme cantidad de mensajes complicados y opuestos acerca de los alimentos, a los cuales todos estamos expuestos. Siempre hay alguien nuevo que nos dice que tiene la solución a los hábitos dietéticos o de ejercicio de todo el mundo, sugiriendo que si no seguimos sus consejos, seguramente caeremos muertos. Incluso muchos consejos nutricionales de supuestos expertos se basan con frecuencia en correlaciones exageradas e interpretaciones imprecisas. Y eso sin mencionar ni siquiera a la industria de suplementos de cincuenta mil millones de dólares. Calculé que si tuviera que seguir los consejos de una sola de esas compañías, estaría tomando hasta sesenta y cinco pastillas diferentes, ¡tres veces al día!

El hecho es que todos somos únicos, lo cual significa que una manera de comer, hacer ejercicio y dormir que funciona para ti puede que no funcione para mí, incluso si es un estilo de vida sano y una dieta de alimentos *reales*, de la cual hablaré en la parte 1. Tomemos los jugos, por ejemplo. Su popularidad ha subido como la espuma, y por un buen motivo; es un modo estupendo de incorporar todas esas frutas y verduras necesarias a tu ingesta diaria; sin embargo, yo personalmente me siento muy aletargada e incómoda después de beber cualquier tipo de jugo (y he probado casi todas las combinaciones). Prefiero hacer mi ingesta diaria de verduras de otras maneras. Por lo tanto, este libro no te dará la solución, sino más bien te enseñará cómo ser tu propia solución, con la ayuda y la guía del Espíritu Santo.

En lugar de quedar atrapados en si deberíamos seguir una dieta paleo, vegana, vegetariana, sin gluten, basada en plantas, crudivegana, o seguir la dieta según el tipo de sangre o incluso según el tipo genético (por mencionar solamente algunas dietas que son populares actualmente), sería mucho mejor comprender los fundamentos de comer, la relación totalmente entrelazada que existe entre pensamiento y alimentos, y cómo nuestra singularidad se extiende por todo nuestro espíritu, alma y cuerpo.

———

El libro se divide en tres partes que te ayudarán a comenzar a abordar estos asuntos con una mentalidad renovada. La Parte 1, "¡Admítelo!", habla del estado disfuncional de nuestro actual sistema alimentario y cuánto se ha alejado del concepto de alimentos *reales*: el sistema de alimentos *reales* que Dios nos dio. La Parte 2, "¡Déjalo!", se enfoca en el poder de la mente y el impacto del pensamiento tóxico y las decisiones alimentarias tóxicas sobre el cerebro y el cuerpo. La Parte 3, "¡Deséchalo!", habla de los cambios de estilo de vida que pueden ayudarte a comenzar la tarea de pensar y comer de manera inteligente. Incluye veintiuna de las recetas favoritas de mi familia ¡que pueden ayudarte a aplicar estos cambios de estilo de vida a tu cocina y a tu estómago!

Yo no soy dietista, nutrióloga o médico. Mi área de especialización es la mente, y he enfocado el comer desde esta perspectiva. Después de una amplia investigación durante años sobre aspectos relacionados con la salud de la mente, el cerebro y el cuerpo desde una perspectiva científica, personalmente no creo que sea necesario tener un título en ciencias de la nutrición para saber lo que deberías poner en tu boca. Creo que el hecho de que sintamos que ni siquiera podemos ya tomar nuestras propias decisiones alimentarias sin la ayuda de un "experto" es una señal de cuán quebrado se ha vuelto nuestro sistema alimentario. Ciertamente, el campo de la nutrición es inmenso, y la investigación es tan extensa que no es posible en un libro de este tamaño o de esta naturaleza presentar todos los lados de cada argumento. Con este fin, he tenido que ser selectiva y he incluido todas las fuentes originales posibles para alentarte y empoderarte para que tomes tus propias decisiones, para animarte y empoderarte para que *tú* pienses y comas de manera inteligente en cada área de tu vida.

Dios nos ha dado opción: vida o muerte, bendiciones o maldiciones (Deuteronomio 30:19). También nos ha dado, mediante el increíble *poder* en nuestras mentes *sanas*, la capacidad de actuar según esas decisiones y transformar nuestro mundo (2 Timoteo 1:7).

Y el mundo en el que vivimos necesita transformación desesperadamente. En la actualidad, cerca de mil millones de personas pasan hambre, y casi dos mil millones de personas tienen sobrepeso o son obesas. Ciertamente, por primera vez en nuestra historia registrada, millones de personas en todo el mundo tienen sobrepeso y al mismo tiempo pasan hambre: muriendo por enfermedades de estilo de vida que son prevenibles. La explotación y el desperdicio de los recursos naturales de la tierra, juntamente con una población mundial que aumenta de manera drástica, y mayores niveles de enfermedades crónicas, han conducido a muchos a cuestionar lo que deberíamos comer, cómo comerán las personas, y la manera en que nuestro actual sistema de producción alimentaria ha contribuido a estos problemas.

Pese a todos nuestros avances, y hay muchos de los que podemos estar orgullosos, millones de personas están condenadas a vivir sus días en consultas de médicos o morir de hambre extrema; el resto de nosotros estamos confundidos por los últimos consejos nutricionales, campañas publicitarias, y alimentos llenos de calorías de una industria alimentaria global. ¿Qué exactamente no deja que evitemos enfermedades y muertes prematuras que son en gran medida prevenibles? ¿Cómo nos han conducido nuestras decisiones por este camino destructivo, lejos del plan perfecto de Dios para nuestras vidas (Jeremías 29:11)?

Estos hechos trágicos nos impulsan a cuestionar el modo en que *pensamos* acerca de nuestra comida. Como administradores de la creación de Dios (Génesis 1-2), no somos responsables solamente de nuestro propio bienestar (espíritu, alma y cuerpo) sino también del bienestar del mundo entero: un mundo al que Dios tanto amó, que estuvo dispuesto a enviar a su único Hijo para salvarlo (Juan 3:16).

No podremos cambiar nada hasta que comprendamos plenamente lo que necesita ser cambiado. Igual que cada acción comienza primero con un pensamiento, nosotros, como los hijos del Creador de este hermoso universo, primero tenemos que comprender el sistema alimentario quebrado que enfrentamos (Colosenses 1:15-20). Tenemos que llevar cautivos estos pensamientos a Cristo Jesús, pidiéndole que guíe nuestras mentes y nos muestre el camino (2 Corintios 10:5). Y a medida que renovamos nuestro modo de pensar acerca de lo que comemos y cómo lo comemos, damos el primer paso para renovar nuestra salud y la salud del maravilloso planeta de Dios (Romanos 12:2).

Solo después de que admitamos que podemos dejarlo y desecharlo.

La decisión es nuestra.

PARTE 1

¡ADMÍTELO!

1

COMIDA *REAL* Y EL MODO DE COMER DAM

Actualmente, el logo de McDonald´s es más reconocible que la cruz cristiana. Y tal como la cruz representa el cristianismo, la *M* de McDonald´s puede verse como la imagen de lo que ha llegado a conocerse como la dieta occidental, a la cual hace referencia adecuadamente su acrónimo DAM: la Dieta Americana Moderna (en inglés MAD, *Modern American Diet*).[1]

LA DIVERSIDAD DE LA DIETA

A lo largo de nuestra historia, los seres humanos han sobrevivido y se han desarrollado y prosperado con una diversidad de dietas. Los primeros pueblos hawaianos, por ejemplo, seguían una dieta que podría llamarse "alta en carbohidratos" en lenguaje nutricional actual, con la mayor parte de su ingesta calórica derivada de los alimentos cultivados tradicionalmente en la isla. La dieta tradicional de la tribu africana de los Masai (una dieta que mi propio esposo Mac seguía cuando era niño) consiste principalmente en res alimentada con pasto y productos

---

1. N. del E.: el título de este capítulo en inglés juega con el acrónimo MAD: "Real Food and the MAD Way of Eating", lo que traducido se lee como "Comida real y la manera loca de comer".

lácteos, incluyendo leche de vaca. El pueblo que habita la isla japonesa de Okinawa ha comido normalmente una dieta vegetariana en su mayor parte, con cantidades limitadas de productos de pescado y de carne. Las cocinas tradicionales son tan diversas como deliciosas.

Los seres humanos también son capaces de adaptarse con el tiempo a diferentes maneras de comer. Los investigadores originales que examinaron la dieta mediterránea, por ejemplo, descubrieron que tomó varias semanas a los extranjeros en Creta adaptarse a la dieta —y en particular al consumo de aceite de oliva— de los isleños activos. Sin duda, después de sufrir bastante debido a una incomodidad gástrica inicial, aquellos extranjeros reportaron una mejora en sus hábitos de alimentación y en su salud general tras varias semanas. De modo similar, con el tiempo ciertas poblaciones han llegado a adaptarse mejor a digerir la fécula, dando como resultado un mayor número de copias AMY 1 de la enzima amilasa en sus genes, lo cual permitía a esos individuos descomponer los carbohidratos con mayor facilidad.

Sin duda, se encuentran diferencias en la dieta no solamente entre comunidades, sino también dentro de ellas. Solamente en mi familia hemos tenido que aprender a abrirnos paso entre un diverso rango de alimentos. Yo solamente puedo tolerar comidas blandas, y me enfermo debido al gluten, el aguacate y los frutos secos. Mi esposo y tres hijas, sin embargo, adoran los aguacates, los champiñones y los frutos secos, y comen alimentos intensos y picantes; sin embargo, mis dos hijas mayores no pueden digerir bien la lactosa, mientras que mi hija menor tiene una aventura amorosa con el queso. Mi hijo, por otro lado, puede comer de todo, incluyendo gluten y lácteos. Intentar decidir lo que vamos a cenar es todo un reto, ¡como estoy segura que podrás imaginar!

Un tema importante en la investigación dietética es que no hay *un* modo de comer que funcione perfectamente para todos. Dios creó las grasas, los carbohidratos, las proteínas, y todos los demás pilares nutricionales importantes que constituyen los alimentos que comemos, todo ello balanceado de modo perfecto y complicado en los alimentos *reales*, integrales. En esencia, todos tenemos que experimentar de manera segura dentro del contexto de nuestras situaciones únicas y, como Daniel en la corte babilónica, encontrar una manera de comer que esté centrada en Dios, que nos permita prosperar y llevar a cabo su voluntad (Daniel 1). Somos hechos de modo maravilloso, y nuestra singularidad impregna cada parte de nuestras vidas, incluyendo lo que comemos (Salmos 139:14). Nosotros, como Daniel y sus compañeros, tenemos que encontrar un modo de comer apropiado para nosotros, para que así podamos correr la carrera que Dios ha preparado delante de nosotros (Hebreos 12:1).

LA COMIDA REAL ESTÁ PROGRAMADA PARA EL AMOR

Sin embargo, hay una cosa que las culturas de las que hablamos anteriormente tienen en común: *comen alimentos reales*. Esto puede parecer obvio al principio. ¿Qué otra cosa podemos comer, además de alimentos reales? Desgraciadamente, es aquí donde la DAM es única. A pesar de la aparente diversidad de alimentos que hay en nuestros supermercados, restaurantes y hogares, muchos de los productos que tenemos a nuestra disposición para adquirirlos actualmente son "productos parecidos a alimentos" fabricados industrialmente, como los llama el periodista y activista Michael Pollan. Contienen sustancias poco familiares que extienden su periodo de conservación y su sabor, y a menudo están derivados de solo tres productos altamente procesados: maíz, soja y trigo.

Los alimentos *reales* son alimentos cultivados del modo que Dios quiso: fresco y nutritivo, predominantemente local, de temporada, alimentado con pasto, tan salvaje como sea posible, libre de sustancias químicas sintéticas, integral o mínimamente procesado, y ecológicamente diverso. Se cultiva según la genialidad multifacética de Dios, transmitida mediante ecosistemas interconectados, porque Él creó nuestros ecosistemas.

COMIDA REAL Y EL MODO DE COMER DAM 21

Si ha habido un tema consistente en toda la investigación que he realizado para este libro, es que nuestros sistemas alimentarios están *programados para el amor*: cuando nos importa el modo en que se producen nuestros alimentos y nos importa "lo que comen los animales que nosotros comemos", consumimos alimentos que son los más nutritivos para nosotros. Por ejemplo, los humanos (como muchas otras especies) son más atraídos a las frutas frescas, maduras y jugosas, lo cual también ocurre cuando esas frutas son increíblemente nutritivas. De manera similar, los animales que han sido tratados con humanidad y se les ha permitido vagar por un entorno ecológicamente abundante son más nutritivos para nosotros cuando los consumimos, con un contenido más alto de ácidos grasos omega-3, por mencionar solamente uno de los muchos beneficios. *De temporada, natural* y *local* no son solamente lemas de moda. Estas palabras indican realmente decisiones alimentarias basadas cada vez en más evidencias sobre los beneficios de los alimentos producidos localmente y cultivados en ecosistemas fuertes y diversos, y que se comen tan frescos como sea posible en un mundo donde no todos son granjeros. Ciertamente, muchos de los mejores chefs se abastecen de alimentos producidos orgánicamente, no necesariamente por su beneficio nutricional sino también por su sabor tan rico y natural: buena nutrición y buen sabor son inseparables.

AGRICULTURA ORGÁNICA VERSUS CONVENCIONAL

Para comprender lo que significa *alimentos reales*, tenemos que examinar un tema candente: la agricultura orgánica. Los términos *orgánica* y *convencional* son controvertidos y tienen muchas interpretaciones. Esencialmente, la agricultura orgánica se basa principalmente en la biología, o "utilizar organismos vivos en lugar de sustancias químicas sintéticas", mientras que la agricultura convencional se basa principalmente en la química, utilizando sustancias sintéticas como pesticidas y hormonas del crecimiento.

A lo largo de las últimas décadas, la agricultura convencional ha llegado a dominar la producción alimentaria mundial. Este dominio ha ayudado a producir la industria alimentaria moderna, con sus grandes supermercados y establecimientos de comida rápida, mediante cosechas más grandes a menores precios. La agricultura orgánica, debido a que en raras ocasiones utiliza productos químicos, tiene que adaptarse al entorno local. Esta adaptación promueve la biodiversidad mediante cosechas más pequeñas y más variadas. Las granjas orgánicas, por lo tanto, se consideran por lo general más sostenibles ecológicamente; utilizan en torno al 30 por ciento menos de energía que la agricultura convencional y son menos tóxicas para los organismos vivos.

Los productos químicos sintéticos que se utilizan en las granjas convencionales está claro que son probados para ver si son seguros antes de su aplicación; sin embargo, son examinados individualmente y en laboratorios, no en la complejidad del mundo real. Por ejemplo, un pesticida en cantidades residuales puede ser certificado como seguro para el consumo humano, pero ¿y la combinación de todos los productos químicos utilizados? Con un estimado de más de doscientas mil toneladas de pesticidas rociadas sobre las cosechas convencionales cada año en Estados Unidos solamente, esta pregunta debería preocuparnos profundamente. ¿Cuál es el efecto acumulativo de estas sustancias artificiales, en particular en nuestro mundo cargado de químicos, donde más de cien sustancias sintéticas están en nuestros cuerpos en cualquier momento dado? ¿Y el estimado de más de noventa toneladas de sustancias tóxicas que la agricultura industrial vierte en los sistemas de aguas estadounidenses cada año? Como observa el biólogo y profesor de Berkley, el Dr. Tyrone Hayes, es parecido a que tu médico te recete pastillas potencialmente dañinas sin preguntarte qué otras medicinas estás tomando. Además, cada vez más estudios sugieren que incluso cantidades residuales "seguras" de productos químicos pueden, de hecho, ser más dañinas que cantidades más grandes, en particular en el sistema endocrino.

También tenemos que preguntarnos cuán aplicables son estos estudios de laboratorio, realizados principalmente con animales, en términos de salud humana. No podemos someter a los seres humanos a pruebas similares de laboratorio por razones éticas (aunque, sin duda, estoy de acuerdo en que hay graves consideraciones con respecto a las pruebas en animales también). Sin embargo, resultados de estudios realizados con animales *no* demuestran más allá de toda duda que tales productos químicos sean seguros para la ingesta humana. Los estudios con animales son en última instancia solamente eso: estudios con *animales*. No podemos copiar y pegar resultados de estos experimentos a escenarios de la vida en los que participan seres humanos. En la ciencia, sin duda, la ausencia de daño no significa necesariamente la presencia de seguridad, ya que no es un sistema de certeza absoluta.

Por desgracia, se utilizan sustancias sintéticas no solo en la agricultura convencional, sino también en los comederos convencionales, razón por la cual los productos animales tienen varias estipulaciones particulares. Por ejemplo, el Departamento de Agricultura de Estados Unidos requiere que los animales orgánicos sean criados en tierra orgánica certificada, se les alimente con pastos o granos orgánicos, nunca se les administren antibióticos ni tampoco hormonas del crecimiento, y tengan acceso al exterior. Sin embargo, hay espacio para interpretar estas regulaciones, a pesar de cuán felices puedan verse las gallinas en las cajas de huevos. Por ejemplo, "acceso al exterior" puede ser solamente un pequeño cuadro de tierra en algunas granjas orgánicas certificadas a gran escala, con oportunidades limitadas para que los animales puedan pastar.

EL COMPLEJO ORGÁNICO-INDUSTRIAL

Cuando comenzamos a dialogar sobre las operaciones orgánicas a gran escala, algunos de los beneficios de la agricultura orgánica mencionados anteriormente quedan poco claros. Como destaca Pollan en

El dilema del omnívoro: en busca de la comida perfecta, ¿cuán amigable en cuanto al medioambiente se refiere es el transporte en masa de productos orgánicos entre estados, y ciertamente entre países? ¿Y qué hay del impacto medioambiental de las operaciones agrícolas orgánicas a gran escala? ¿Y qué sucede con la aplicación ocasional de pesticidas orgánicos, que en ocasiones se aplican en mayores cantidades que sus equivalentes sintéticos para obtener el mismo efecto?

Dado que uno de los ideales fundamentales del movimiento orgánico es la restauración de la relación entre consumidor y productor, recuperando así la confianza y las obligaciones mutuas en la arena de la producción alimentaria, el aumento de una industria orgánica es confuso. ¿Cómo puedo saber que mis alimentos están cultivados, tanto como sea posible, de manera orgánica si estoy muy alejada de los agricultores que la cultivan? ¿Cuán fresco, nutritivo y "sostenible" es un sistema así, en particular cuando mis verduras se recogen, se envían y se empaquetan por muchos días, y en ocasiones incluso semanas, antes de que yo las consuma? Así, al escoger alimentos *reales* necesitamos pensar acerca del espíritu de la agricultura orgánica en lugar de aceptar ciegamente la etiqueta de "orgánico".

¿ALIMENTOS *REALES* Y EL SUPERMERCADO MODERNO

Ahora que tenemos una definición de alimento *real* y cierta idea de la diferencia entre agricultura convencional y orgánica, podemos echar un vistazo a nuestro supermercado local y evaluar cuán *reales* son los alimentos que se venden allí.

Comencemos con los alimentos orgánicos. La palabra *orgánico* ha adoptado un significado casi religioso ante los consumidores; sin embargo, aquí tenemos una trampa sutil: los alimentos orgánicos también pueden ser refinados, conservados y altamente procesados. ¿Alguien come galletas orgánicas después de su cena orgánica preparada en el microondas? Los términos *orgánico* y *sano* no son intercambiables. Hemos visto que los alimentos *reales* son alimentos

"integrales": frutas y verduras no procesadas, carnes, productos lácteos, frutos secos, semillas y granos. Los alimentos *reales* deberían ser
procesados, en términos generales, en una cocina y no en una fábrica.

Alimentos que son empaquetados y transportados cientos de
kilómetros deberían estar bajo nuestro escrutinio, ya que esta es otra
trampa de la industria alimentaria. El kiwi cultivado orgánicamente
de Nueva Zelanda, cuando vives en Nueva Zelanda, es una opción
estupenda; sin embargo, no puede decirse lo mismo si vives en Texas.
¿Por qué? Bueno, para mantener la duración y el tiempo de caducidad
y mejorar más aún la vista, el color, el gusto y la textura de estos productos de larga distancia, tanto orgánicos como convencionales, hay
que hacerles algo para evitar que se pudran. Estos alimentos tienen
que ser procesados de alguna manera, incluso si el "procesamiento"
significa recoger la producción cuando todavía no está madura y
añadir gases al paquete para que resista el viaje de larga distancia.

Los alimentos que se transportan largas distancias merman la
capacidad que tienen esos alimentos de nutrirnos verdaderamente.
El brócoli, por ejemplo, pierde muchos de sus nutrientes de dos a
tres días después de ser recolectado, y la mayoría de sus nutrientes
después de una semana. De modo similar, muchos cítricos se recogen antes de estar maduros y se les rocía con gas etileno, para que
así podamos comprar fruta de un color hermoso, una fruta que no
está necesariamente más madura ni es más nutritiva que cuando está
verde. "Fresco" en un supermercado no significa necesariamente que
las verduras fueron recolectadas ese día, esa semana, o incluso ese
mes.[37] En la mayoría de los casos, "fresco" solamente significa que esos
alimentos se pudren antes que los productos altamente procesados y
azucarados que se encuentran en los pasillos centrales de la tienda.
De hecho, ¿cuán "frescos" puede ser los vegetales si han viajado dos
mil quinientos kilómetros para llegar al supermercado, la distancia
promedio que viajan los "productos parecidos a comida" solamente en
Estados Unidos?

Por mucho que pueda parecer lógico evitar que nuestros alimentos se pudran para no enfermarnos, antes debiéramos plantearnos esta sencilla pregunta: ¿por qué los alimentos *reales*, integrales, se echan a perder en un principio? La respuesta es que deberíamos comer alimentos que estén lo más frescos posible, parecido al maná que recibían los israelitas en el desierto (Éxodo 16). Como dice Pollan en su libro *Saber comer*, los nutrientes en la mayoría de los alimentos (con la excepción de algunos alimentos como la miel) nos atraen no solo a nosotros sino también a otros organismos vivos, incluidos los microbios que causan que el alimento se pudra y nos haga enfermar. Para crear alimentos que puedan durar días, semanas o incluso meses en los estantes, y puedan ser transportados cruzando estados y países, las empresas alimentarias tienen que reducir el contenido en nutrientes, a la vez que añadir conservantes y aditivos para mantener la frescura, el sabor y la textura.

La trampa de los alimentos de "larga vida" puede afectar directamente nuestra salud. Examinemos la barra de pan que hay disponible en la actualidad. Para adaptar la producción de pan a la meta de la industria alimentaria de un gran mercado para alimentos producidos de modo más barato y eficiente hay que eliminar el germen de trigo, que contiene los aceites naturales que le dan al pan su sabor sano y hacen que sea nutritivo, porque causa que el pan se deteriore en un día. Para compensar esta pérdida de sabor y textura, el trigo, después de ser muy procesado y convertido en harina de trigo, se transforma en un producto parecido al pan que contiene conservantes y aditivos como el infame jarabe de maíz de alta fructosa (HFCS por sus siglas en inglés). Y, en el caso de muchos panes orgánicos empaquetados que duran días, se añaden azúcares orgánicos y otros ingredientes que suenan extraños.

Estos conservantes y aditivos tienen graves efectos secundarios. Por ejemplo, la azodicarbonamida, un producto químico sintético que se usa para fabricar goma y plástico, se utiliza en Estados

Unidos como el aditivo alimentario E927 para blanquear la harina y preparar la masa en la producción industrial de pan. Este mismo químico puede causar problemas respiratorios, como asma y alergias en los trabajadores que entran en contacto con él, mientras que no hay estudios concluyentes que muestren que el aditivo es seguro para el consumo humano a gran escala. Como resultado, la Organización Mundial de la Salud (OMS) recomienda que las personas deberían evitar este producto químico todo lo posible, ya que el riesgo de ingerirlo es desconocido en gran parte, y varios países (como los de la Unión Europea y Singapur) han ilegalizado su uso.

Eficiencia y asequibilidad son con frecuencia trampas en sí mismas, con costos que no son obvios en el precio de compra de muchos alimentos modernos. Una parte importante de ese precio oculto es el contenido nutricional reducido, la pérdida de sabor natural, y el impacto que tienen estos alimentos en nuestra salud física, a cambio de comidas convenientes con una larga duración en nuestras despensas. En lugar de eliminar el germen de trigo del pan para nuestra conveniencia, deberíamos preguntarnos por qué Dios creó así el trigo en un principio.

Sin embargo, incluso si evitamos el pasillo de los panes, la distribución arquitectónica del supermercado moderno, diseñada para influir en nuestras decisiones alimentarias, plantea una amenaza para nuestra salud. Los supermercados, por ejemplo, colocan deliberadamente dulces y barritas de chocolate al lado de las cajas registradoras a fin de promover la "compra impulsiva". Cuanto menos tiempo pasemos pensando en los efectos que tiene sobre la salud consumir demasiado azúcar, más probable será que compremos el dulce. Igualmente, productos más sanos se colocan a menudo cerca de la parte baja de la estantería, mientras que alimentos procesados y azucarados con paquetes brillantes se colocan al nivel de los ojos, condicionándonos socialmente a comprar más cantidad de ellos.

Entonces, ¿cuán *reales* son los alimentos que hay en nuestros supermercados? Repito que los alimentos *reales* son frescos y nutritivos, predominantemente locales, de temporada, alimentados con pasto, tan salvajes como sea posible, libres de químicos sintéticos, integrales o mínimamente procesados, y diversos ecológicamente. Hemos visto que, en nuestros supermercados, incluso los productos frescos no son muy frescos. Los alimentos ya no son integrales sino procesados para extender su tiempo de duración. Viajan largas distancias, y se utilizan libremente químicos sintéticos. Incluso esta descripción rápida se ve desoladora.

UN MEJOR ENFOQUE: SEAMOS "AGROECOLÓGICOS"

Entonces, si nuestro supermercado más cercano no es una buena fuente de alimentos *reales*, ¿qué otras opciones tenemos? Examinaremos esa pregunta con más detalle en la parte 3, pero aquí incluiré tan solo un bosquejo de las soluciones que ha descubierto mi familia.

Para asegurar que los alimentos que comemos sean frescos, nutritivos y todo lo integrales posibles, compramos alimentos producidos localmente y de manera orgánica tanto como podamos. Aunque "comprar localmente" se ha convertido en tendencia en los últimos años, las prácticas orgánicas y convencionales pueden ser sin duda locales; no hay una definición oficial. Lo entendemos como conocer los hechos que hay detrás de nuestros platos para la cena, particularmente porque estos alimentos son más caros. A fin de alcanzar esta meta, hemos plantado un huerto de hierbas en nuestro patio trasero y algunas frutas (es una obra en progreso), y somos parte de un sistema de agricultura apoyado comunitariamente (CSA, por sus siglas en inglés): una cooperativa donde compramos carne, huevos y producción que vienen de granjas locales y que trabajan orgánicamente, los cuales son entregados cada dos semanas. Si es necesario, suplementamos nuestros alimentos CSA con artículos comprados en tiendas locales de granjas. La mayoría de nuestras comidas las cocinamos en casa, y ocasionalmente nos damos el lujo de una cena deliciosa en un restaurante local de alimentos orgánicos.

Si vamos a pagar más por la comida que adquirimos o cultivamos nosotros mismos, queremos administrar nuestro dinero sabiamente, ya que consideramos nuestro dinero (y ciertamente toda la creación) como un regalo de Dios por el cual tendremos que rendir cuentas (Mateo 25:14-30). Cuando compramos producción o productos de huertos locales, sostenibles y cultivados orgánicamente en el mercado local de granjeros o en el supermercado, por ejemplo, no solo establecemos una relación con los individuos que producen y venden nuestros alimentos, sino que también tenemos acceso de primera mano al conocimiento de cómo se cultivaron nuestros alimentos y acceso además a producción más fresca y, por lo tanto, más nutritiva. A su vez, este conocimiento aumenta nuestro agradecimiento por el maravilloso regalo de los alimentos *reales*. También nos permite apoyar a las maravillosas personas en nuestra comunidad que trabajan duro para cultivar esos alimentos, cuidar de nuestro entorno local, y adorar a nuestro maravilloso Creador (Mateo 14:19). Es fácil creer en Dios cuando ves su obra majestuosa en la naturaleza, incluyendo el estiércol de vaca, las lombrices de tierra, ¡y los arbustos de calabacín (zucchini o zapallito o calabacín, como sea que se llame en tu país)!

Utilizamos un medidor "agroecológico" para definir lo que es un alimento *real*. Es un modo sofisticado de decir que, por amor a la creación de Dios y a nuestros congéneres, nos gustaría respetar y comprender todo el entorno donde se cultivan nuestros alimentos, las personas que los cultivan, y las personas que los comen. Los métodos agrícolas agroecológicos esencialmente imitan a la naturaleza, se adaptan a ella y trabajan con ella.

Sin embargo, no estoy en contra de adquirir cualquier alimento cultivado en diferentes regiones del mundo. Nosotros somos una familia que es amante del café, el té, el chocolate negro, la banana, el mango y la quinoa, todos los cuales provienen de fuera de Estados

Unidos. Sin embargo, continuamos aplicando también a esos alimentos un medidor agroecológico: solamente compramos productos de comercio justo, sostenible, y producidos orgánicamente. Estos alimentos no solo ayudan a regiones en desarrollo a "salir de la pobreza mediante sus propios cultivos" apoyando economías y ecosistemas locales y a granjeros independientes, sino que también son mucho más deliciosos que sus homólogos cargados químicamente, y también más nutritivos. Yo sí que creo que un sistema alimentario local y sostenible puede incorporar muchos aspectos globales, igual que el movimiento *Slow Food*, o comida lenta (que comenzó en Italia como una respuesta a la industrialización de nuestro sistema alimentario), está dominado por un aprecio global de los alimentos locales *reales*, preparados lentamente y producidos de manera natural.

En definitiva, nuestras decisiones alimentarias comienzan primero como pensamientos, y llevar *todo* pensamiento cautivo a Cristo Jesús incluye nuestros pensamientos acerca de la comida. Es esencial que nos esforcemos por la perfección en cada área de nuestras vidas, incluyendo los alimentos que compramos y comemos, igual que nuestro Padre celestial es perfecto (Mateo 5:48). Nosotros como familia, por lo tanto, practicamos (hasta lo mejor de nuestra capacidad) lo que se conoce como consumismo consciente: *pensar antes de comprar*. Como declara el apóstol Pablo: *Ya sea que coman o beban o hagan cualquier otra cosa, háganlo todo para la gloria de Dios* (1 Corintios 10:31). Con el tiempo, hemos desarrollado el hábito basado en el amor de pensar en cómo se produjo nuestra comida: un hábito del que hablaré más en las partes 2 y 3 de este libro.

Antes de emplear más tiempo en soluciones, sin embargo, necesitamos mirar con más profundidad los defectos en nuestra industria alimentaria moderna. A continuación, nos centraremos en los problemas causados por la producción a gran escala de cosechas y animales.

2

EL PROBLEMA CON LA PRODUCCIÓN A GRAN ESCALA

Dios creó un mundo natural que está caracterizado por una diversidad increíble (Génesis 1). Esta variedad ecológica ayuda a prevenir la enfermedad mediante las funciones especiales, o lo que a mí me gusta llamar "factores I", únicas de cada especie dentro del ecosistema, igual que cada uno de nosotros es creado de modo único a imagen de Dios con un propósito específico y basado en el amor en su plan. Desde los miles de especies de abejas que polinizan nuestro mundo hasta los millones de microorganismos diminutos que enriquecen nuestros suelos, el mundo está programado para el amor y la vida.

En contraste con esta abundante diversidad dentro de cada ecosistema, imagina un ecosistema en el cual domine una sola especie de una sola planta. Esto es lo que tenemos en muchas granjas de producción a gran escala actualmente. Imagina trigo o maíz (una especie) hasta donde la vista alcanza en todas direcciones. Esto se denomina monocultivo, la producción masiva de cosechas únicas ("mono").

Los monocultivos alimentarios como el maíz, la soja o el trigo y la cría industrial de animales se centran en la producción a gran escala de una sola especie y están eliminando el delicado equilibrio ecológico que se encuentra en la diversidad. En 1904, por ejemplo, había más de siete mil variedades de manzana que se cultivaban en Estados Unidos. Actualmente, hemos perdido en torno al 86 por ciento de esas variedades. Sin duda, Dios nos ha dado la libertad de escoger, pero no estamos libres de las *consecuencias* de nuestras decisiones. Y las consecuencias de un sistema alimentario de estilo monocultivo son el uso necesario de sustancias artificiales como pesticidas, meramente para mantener vivas las cosechas, la pérdida de diversidad y por consiguiente de la salud, y la destrucción de nuestro planeta.

Está claro que la mayoría de nosotros consumimos alimentos que esencialmente provienen de plantas mantenidas vivas mediante una "vía intravenosa" de sustancias sintéticas. Estas plantas sobreviven a nuestra manipulación de la diversidad natural que se encuentra en la naturaleza, pero no prosperan en tales condiciones. Y con la alarmante pérdida del 75 por ciento de nuestra diversidad agrícola natural se están estableciendo bancos de semillas en todo el planeta (como el muy conocido *Svalbard Global Seed Vault* en Noruega) para salvar urgentemente tantas variedades de producto y de granos como sea posible.

¿Es esta una situación saludable? ¿Qué sucede si la cosecha de esa especie en particular es infectada por algún tipo de hongo, por ejemplo? La hambruna de la papa en Irlanda de mitad del siglo XIX, aunque ocurrió en un momento de la historia diferente y con sus propios orígenes y resultados únicos, todavía puede servir como una advertencia para nosotros hoy. Toda Irlanda quedó maltrecha porque había puesto su fe en una variedad de una cosecha: la papa Lumper. Cuando esas papas fueron infectadas por hongos, una cepa desconocida de *Phytophthora infestans*, se convirtieron en una masa repugnante. Cerca de un millón de personas murieron de hambre, mientras incontables individuos se vieron obligados a dejar su tierra natal. Con nuestra continua dependencia de monocultivos como el maíz, la soja y el trigo, existe el peligro muy real de que nuestra producción alimentaria mundial corra el riesgo de fracasar de manera similar.

MAÍZ Y SOJA: ¿NUESTRAS COSECHAS "DORADAS"?

¿Por qué el maíz y la soja en particular se han convertido en los mono-cultivos dominantes en la actualidad? Aunque los cambios en la agricultura estadounidense en las últimas décadas son múltiples y complejos, uno de los puntos de inflexión fue la Ley Agrícola de 1933, que fue una respuesta a la necesidad de un suministro alimenticio adecuado durante la Gran Depresión. Un objetivo grande y admirable: millones de estadounidenses pasaban hambre, y los individuos que estaban detrás de esta ley sintieron un impulso apasionado por ayudarlos. Sin embargo, esta misma ley, que es restablecida cada cinco años, sigue promoviendo el subsidio del gobierno a gran escala de la producción de maíz y soja en Estados Unidos, a pesar de que es un hecho que los tiempos, y los problemas que enfrentamos, han cambiado de modo drástico.

Sin embargo, la sobreproducción de maíz y soja comenzó solamente hace unos cuarenta y cinco años. Anteriormente, la Ley Agrícola pagaba a los granjeros para no producir en exceso granos que nadie podía permitirse comprar. En la década de 1970 el gobierno estadounidense cambió su política agraria dirigiéndola hacia el apoyo de negocios agrícolas grandes, consolidados y de una sola cosecha en lugar de apoyar granjas familiares tradicionales y diversas, ya que las grandes granjas podían producir mucho más alimento a precios más bajos. Fue la época del "crecer o salir" del Secretario de Agricultura de Estados Unidos, Earl Butz: el gobierno de Estados Unidos ya no pagaría a los agricultores para que no produjeran maíz en exceso. Ahora, el lema del momento era "de cerco a cerco": producir la mayor cantidad posible de estos cultivos únicos utilizando toda la ayuda científica y tecnológica que los humanos pudieran ofrecer.

Uniéndose al apoyo del gobierno de Estados Unidos de "crecer" con su propia contribución, la industria petrolera consolidó aún más esta tendencia hacia las grandes granjas de monocultivo. Las grandes granjas, con sus grandes tecnologías, requieren una gran cantidad de petróleo: la industria alimenticia mundial funciona en gran medida con combustibles fósiles, mientras apoya a la industria del petróleo a través del desarrollo de etanol de maíz. Ahora, en una gasolinera promedio en Estados Unidos puedes encontrar productos a base de maíz no solo para ti en el pequeño supermercado, sino también para tu automóvil: las fuentes de maíz de ambos "alimentos" son a menudo una y la misma. Por lo tanto, no debería sorprendernos que el poder de cabildeo de los intereses especiales de la agroindustria en Washington sea superado solo por el de la industria petrolera, mientras que los miembros del gobierno de Estados Unidos a menudo son apoyados por los fondos de la gran agroindustria durante las campañas electorales. Esta influencia monetaria es particularmente alarmante, considerando que muchos economistas ven el uso de alimentos para combustible como un importante factor que contribuye al alto precio de los alimentos en la actualidad, exacerbando aún más nuestra crisis alimentaria global.

Y, ciertamente, hay mucho maíz y soja disponibles. Estos dos cultivos representan aproximadamente la mitad de los trescientos millones de acres de tierras agrícolas en producción en Estados Unidos, mientras que solo catorce millones de acres producen "cultivos especiales" como verduras y frutas (el otro cultivo básico importante producido en Estados Unidos es el trigo). Esta subvención a gran escala, a su vez, ha permitido a las empresas alimentarias fabricar productos baratos a base de maíz, soja y trigo en cantidades igualmente grandes y ofrecernos lo que parece ser una variedad ilimitada de alimentos. Se estima que la industria alimentaria moderna estadounidense produce un promedio de seis mil calorías por persona y por día, a la vez que se introducen cada año más de mil setecientos nuevos productos alimenticios industriales. De estos productos, un asombroso 77 por ciento proviene del maíz, la soja y el trigo.

GRANDES RÉDITOS A UN GRAN COSTO: PRODUCCIÓN ANIMAL A GRAN ESCALA

Sin estas subvenciones agrícolas, los estantes de nuestros supermercados no estarían llenos de carne y productos lácteos, y una hamburguesa no costaría un dólar. ¿Qué tienen que ver el maíz y la soja con la carne y los lácteos? En la actualidad, el alimento para animales se compone principalmente de maíz y soja.

La industria alimentaria actual ha sacado a los animales de las granjas y los ha colocado en instalaciones industriales llamadas Operaciones Concentradas de Alimentación Animal (CAFO, por sus siglas en inglés). Estas instalaciones están ubicadas frecuentemente en diferentes estados y dirigidas a alimentar, sacrificar o procesar y empaquetar carne a escala industrial. Ciertamente, no es necesario mirar más allá del supermercado promedio: filas y filas de piezas de carne muy bien empaquetadas abruman al cliente con tantas opciones. Se calcula que estas unidades industriales de engorde han duplicado la producción de carne tan solo en Estados Unidos en los últimos cincuenta años.

En estas plantas es más barato, y consume menos tiempo, alimentar a los animales con maíz y soja en espacios cerrados, aunque estas dietas inmóviles y que se basan en granos no están bien adaptadas al modo en que Dios creó a esos animales. Por ejemplo, las reses tienen rumen, que está diseñado para digerir diversos pastos y plantas y no cantidades inmensas de grano y, como resultado, esas reses son más propensas a las enfermedades y a una mala salud general, como úlceras de estómago, mientras que son menos nutritivas en su consumo. Dios diseñó las reses como animales que pastan en extensiones de pasto, pero estas plantas industriales trabajan según economías de tiempo y escala: reses confinadas comen todo el día, engordando en un espacio de tiempo mucho más corto, mientras que una sola instalación puede albergar muchas más reses en un espacio más pequeño.

En las instalaciones cubiertas de heces de muchas granjas industriales, estas dietas que se basan en granos necesitan el uso a gran escala de antibióticos (el 80 por ciento de todos los antibióticos en Estados Unidos solamente) simplemente para evitar que los animales mueran. Esto ha contribuido de modo significativo a la crisis global de resistencia a los antibióticos. Además, se suministra a muchos animales hormonas del crecimiento para acelerar más aún el proceso de engorde. Estas hormonas se relacionan con diversos riesgos para la salud tanto en animales como en humanos, incluyendo una posible correlación con el cáncer, razón por la cual muchos países ya no permiten el uso de hormonas en la producción industrial de carne.

Sin embargo, no solo se alimenta a los animales con maíz y soja. Galletas caducadas e incluso otros animales se convierten frecuentemente en alimento, incluido el alimento para lechería a gran escala. Hemos convertido a herbívoros como las reses en carnívoros, a menudo con efectos secundarios fatales. Tal vez el ejemplo más infame de esto es la reciente epidemia de la enfermedad de las vacas locas, una variante de encefalopatía espongiforme bovina que conduce a la enfermedad de Creutzfeldt-Jacob (vCJD) en humanos. En el Reino Unido, vacas que fueron alimentadas con los restos de otras vacas en forma de carne y harina de huesos contrajeron esta enfermedad, que mató a más de cien personas en 1996. Aunque este incidente importante muestra los peligros de alimentar a los animales con otros animales, a menudo se sigue considerando una práctica económicamente viable para las plantas industriales. Muchas unidades de engorde en Estados Unidos, por ejemplo, alimentan a sus vacas con carne de pollo, mientras que algunas empresas incluso consideran "sostenible" alimentar a los pollos con peces de piscifactorías.

Por desgracia, estas crueldades no han disminuido con el tiempo. Si vives en Estados Unidos, tus impuestos se utilizan actualmente para financiar investigación sobre la inmunocastración de cerdos macho para mejorar el sabor de los animales y hacer que sea más fácil manejarlos dentro de las instalaciones CAFO. De hecho, los rabos de los cerdos ya son cortados dentro de estas instalaciones confinadas porque cuando los animales se estresan, tienden a morderlos. De manera similar, se corta parte del pico a las gallinas, ya que también ellas son destructivas cuando están estresadas. ¿Estamos siendo buenos administradores de la magnífica creación de Dios?

ANIMALES, TRABAJADORES Y EL MEDIOAMBIENTE: TODOS SON AFECTADOS

Estas plantas industriales de carne son fuentes de crueldad no solo para los animales que pretenden sacrificar, sino a menudo también para sus empleados. En *Fast Food Nation* (Nación de comida rápida), Schlosser destaca el inquietante abuso de trabajadores, en particular inmigrantes y personas no reguladas, dentro de las industrias estadounidenses de carne y de comida rápida. El conmovedor documental de 2014 *Food Chains* (Cadenas alimentarias) destaca además la injusticia que enfrentan muchas personas que producen los alimentos que consumimos hoy en día. Ciertamente, el tráfico de seres humanos es un problema dominante en la agricultura, tanto dentro de Estados Unidos como mundialmente. Se utilizan esclavos para recoger frutas y verduras en varias granjas comerciales, en fábricas de procesamiento de carne y establecimientos de servicio de alimentos, mientras que el tráfico de mujeres para fines sexuales a menudo acompaña el desarrollo de grandes granjas de productos básicos con muchos trabajadores. En algunos casos, es imposible para estas plantas industriales incluso encontrar personas dispuestas a trabajar, lo cual impulsa a estas empresas a utilizar prisioneros para sacrificar a los animales. A la luz de estas circunstancias, donde las lesiones y la muerte están siempre presentes, ¿es sorprendente que muchos empleados en mataderos desarrollen trastornos patológicos?

De hecho, dentro de la lógica a menudo despiadada de la industria, el abuso no solo de los trabajadores sino también del medioambiente se oculta con frecuencia detrás de la abundancia de comida "barata". En las CAFO, por ejemplo, por lo general pueden encontrarse lagos de desechos cerca de las instalaciones que liberan gases tóxicos al aire (como amoníaco y metano) y que contribuyen a nuestra actual crisis climática global, a la vez que contaminan el terreno circundante y los canales y ríos. Una CAFO, de hecho, puede producir tantos desechos como una ciudad grande. De igual manera, el transporte de animales desde las granjas donde pasan los primeros meses de sus vidas, las instalaciones donde son engordados, los mataderos donde son sacrificados, las instalaciones de empaquetado donde son transformados en atractivos productos básicos, hasta establecimientos de comida que venden estos productos contribuyen todavía más al calentamiento global. En general, la industria mundial de la carne contribuye más al calentamiento global que los automóviles, los trenes y los aviones: un alarmante 18 por ciento de todas las emisiones.

Esta contaminación ambiental es solamente otro ejemplo del peligro y la lógica limitada de la producción de monocultivo en la actualidad. En granjas más pequeñas y más diversas, los desechos de los animales se utilizaban a menudo para fertilizar las cosechas: la naturaleza trabajaba en tándem. Como contraste, en la agricultura industrial actual hemos creado dos problemas importantes donde antes teníamos una solución. Como observa Pollan, sacamos a los animales de la granja para plantar más cosechas y creamos un problema de fertilidad que requiere el uso a gran escala de fertilizantes artificiales, mientras que colocamos a los animales en plantas industriales y generamos un problema de desechos que está contribuyendo a la destrucción del hermoso planeta de Dios.

¿CUÁL ES EL PRECIO *REAL*?

Sí, hay más personas que sin duda pueden permitirse comprar carne hoy día que antes en nuestra historia registrada; sin embargo, el costo monetario de la carne barata, igual que el del pan producido a gran escala y otros alimentos, no refleja el verdadero precio pagado para poner esos alimentos en nuestros platos: el efecto que tiene en las vidas de las personas que trabajan en esas instalaciones, el peligro que causa a los entornos locales, los más de 38 400 millones de dólares al año del dinero de los impuestos que se da a la industria de la carne en subvenciones, y la presión que supone sobre nuestra propia salud a medida que consumimos en exceso carne que es menos nutritiva y está potencialmente contaminada con microbios mortales debido al proceso de producción a gran escala. Se podría incluir en ese precio el hecho de que toda la tierra que se utiliza para producir alimentos animales (alrededor de dos tercios de las tierras cultivables) podría utilizarse en cambio para alimentar a los millones de personas que pasan hambre en el mundo actualmente, incluyendo el cálculo de 49 millones de estadounidenses que sufren debido a la inseguridad alimentaria y el hambre.

Por último, no podremos apreciar el verdadero precio de la comida barata hasta que consideremos sus efectos sobre nuestra salud. Echaremos un breve vistazo a eso a continuación y lo exploraremos más a fondo en la parte 2.

3

LAS ENFERMEDADES DE LA DAM

La dieta DAM es alta en azúcar refinada, sal y grasa saturada, los cuales se añaden para hacer que los alimentos procesados sean comestibles y atractivos. Una dieta alta en azúcares añadidos se correlaciona con un mayor riesgo de obesidad, demencia, accidente cerebrovascular, cáncer, caries dental, resistencia a la insulina relacionada con la diabetes y el síndrome metabólico, enfermedades cardíacas, una sobrecarga de triglicéridos dañinos y colesterol LDL oxidado... y la lista podría continuar. (Para saber más sobre el azúcar, consulta el capítulo 17). Un consumo excesivo de las altas cantidades de sodio que hay en los alimentos procesados y salados puede conducir a elevada presión arterial y enfermedades del corazón, accidentes cerebrovasculares, daños renales, cáncer, aumento de peso, osteoporosis, y comer en exceso; esta lista es igualmente larga y alarmante.

Las grasas procesadas, calentadas y refinadas, al igual que las "grasas trans" (grasas hidrogenadas), son las grasas malas que se encuentran comúnmente en alimentos como margarina, manteca, la pizza americana promedio, y el queso procesado que están ampliamente disponibles en los supermercados. Estas grasas malas se han relacionado con un mayor riesgo de enfermedades cardíacas, degeneración macular, esclerosis múltiple, ciertos cánceres, diabetes, obesidad, osteoporosis, infertilidad y endometriosis, incluso depresión. (Para saber más sobre las grasas, consulta el capítulo 16).

¿UNA PORCIÓN DE PIZZA AL DÍA DA ENERGÍA?

Con una tercera parte del consumo de verduras en Estados Unidos consistente en papas fritas, lechuga iceberg y papas en bolsa, y que el Congreso estadounidense haya clasificado la pizza como una verdura, estas enfermedades relacionadas con la dieta son una realidad diaria para millones de personas. En efecto, el estadounidense promedio consume en torno 60 kilos de azúcar al año, incluyendo 201 litros de refrescos. Cincuenta millones de estadounidenses comen en restaurantes de comida rápida cada día. Solamente el 10 por ciento de las compras en supermercados consisten en verduras y frutas frescas.

De hecho, recientemente la Asociación Americana para la Nutrición Escolar (ASNA, por sus siglas en inglés), que recibe grandes subvenciones de corporaciones alimentarias y que afirma que su propósito es "servir mejor a los hijos de la nación", publicó un reporte de situación bastante inquietante. A fin de "evitar el desperdicio", ya no es obligatorio que haya frutas frescas, verduras, granos integrales y opciones bajas en sal en cada comida escolar, mientras que la comida chatarra es una parte del sistema alimentario reembolsable establecido en esas escuelas, y que incluso puede venderse como alternativa a las comidas escolares. Como madre de cuatro hijos, estoy más que sorprendida de que la salud de nuestras futuras generaciones se vea comprometida por el dinero corporativo en una institución donde deberían estar protegidas.

LA OTRA PALABRA CON O: LA ACTUAL PANDEMIA DE OBESIDAD

La dieta DAM no es tan solo un problema estadounidense; es una de las exportaciones estadounidenses más exitosa y extendida por todas partes. Cada vez somos más los que comemos de este modo, lo cual está conduciendo a lo que Naciones Unidas denomina "desastre global de salud pública". En verdad, las corporaciones alimentarias que fabrican vastas cantidades de materias primas y alimentos procesados (que pueden transportarse miles de kilómetros sin pudrirse, claro está) han llegado a dominar la producción alimentaria mundial, mientras que el mundo emergente es uno de sus mercados de más rápido crecimiento. Los sistemas alimenticios tradicionales están siendo sustituidos cada vez más por alimentos occidentales procesados y empaquetados que ya inundan nuestros establecimientos de comida. Ahora, por ejemplo, se pueden encontrar fácilmente refrescos, papas fritas, dulces, galletas y cereales para el desayuno en pequeñas tiendas de productos básicos en aldeas africanas, pueblos guatemaltecos y ciudades asiáticas. ¿Sorprende entonces que haya refrescos disponibles más fácilmente que el agua potable en muchas escuelas públicas en California y muchas aldeas en África?

En los últimos treinta y cinco años, la tasa de obesidad mundial se ha duplicado. Según el estudio de *Global Burden of Disease* de 2013, alrededor de dos mil millones de individuos en todo el mundo tenían sobrepeso o eran obesos, mientras que las enfermedades relacionadas con la obesidad fueron responsables de 3.4 millones de muertes, con un 3.9 por ciento de reducción en la esperanza de vida promedio. De hecho, naciones emergentes tienen un índice de obesidad un 30 por ciento más elevado que los países desarrollados, y están particularmente en riesgo de tener enfermedades relacionadas con la dieta ya que la desnutrición y el hambre en las primeras etapas de la vida constituyen un mayor riesgo de obesidad y enfermedades crónicas relacionadas con la dieta más adelante.

Muchas investigaciones sobre obesidad predicen que estas estadísticas darán un giro para peor. En 2030 se calcula que más de dos mil millones de personas tendrán sobrepeso, mientras que la mitad de esta cifra será peligrosamente obesa. Solamente en Estados Unidos, las enfermedades crónicas relacionadas con la dieta y el ejercicio, que son en gran parte prevenibles mediante decisiones de estilo de vida, son una de las principales causas de muerte prematura, mientras que el 50 por ciento de la población tendrá sobrepeso en 2030. Hay más personas que mueren ahora por enfermedades relacionadas con la obesidad que por el tabaquismo. Si esta tendencia de aumento de la obesidad no mejora, generaciones futuras puede que vivan vidas más cortas y con más tendencia a la incapacidad que sus predecesores. Ciertamente, naciones que pertenecen a la Organización Mundial de la Salud (OMS) han llamado a una meta en 2025 de poner fin a la creciente epidemia de subida de peso; este es incuestionablemente un problema global que tiene profundas consecuencias sobre la salud mundial.

EL EFECTO MARIPOSA

Está claro que en el mundo globalizado en el que vivimos hoy, lo que compramos para la cena tiene repercusiones internacionales: existe un "efecto mariposa" definido y relacionado con los alimentos que escogemos. Tal vez uno de los ejemplos más conocidos, y ciertamente controvertido, del impacto global de la producción alimentaria es el Tratado de Libre Comercio de América del Norte (NAFTA, por sus siglas en inglés). El NAFTA abrió las fronteras comerciales entre Estados Unidos y México, haciendo que el maíz estadounidense, subvencionado por el gobierno estadounidense, tuviera un precio de compra más barato. Por consiguiente, muchos granjeros mexicanos perdieron sus granjas (ya que no podían competir con el bajo precio del maíz cultivado en Estados Unidos), obligando a estos individuos a encontrar trabajo en otro lugar y contribuyendo al aumento de inmigrantes ilegales en Estados Unidos.

De igual manera, términos como "mercado justo" o "comercio justo" en muchas etiquetas de alimentos hoy día destacan el hecho de que lo que decidimos comer puede impactar, y lo hace, a las personas y las comunidades que producen nuestros alimentos. Dentro del contexto globalizado de nuestra industria alimenticia no podemos justificar inmediatamente nuestras compras de alimentos afirmando que no hacemos daño a nadie cuando los compramos. Se necesita solamente una persona para marcar una diferencia: lee el libro de Ester y piensa en el impacto que tuvo Ester en la corte persa del rey Asuero.

AYUDA ALIMENTARIA QUE NO AYUDA

Por desgracia, los alimentos muy procesados y poco nutritivos de la dieta DAM también se abren camino hacia países emergentes por medio de políticas estadounidenses de ayudas alimentarias. A pesar de las buenas intenciones que hay detrás de esas políticas, el énfasis de Estados Unidos en enviar su excedente alimentario a naciones en desarrollo en todo el planeta ha ahogado el desarrollo económico y la producción alimentaria locales, y ha conducido a muchos a las mismas enfermedades relacionadas con la dieta que enfrentan los estadounidenses. En un reciente banquete internacional del movimiento *Slow Food* (Comida lenta) en Italia, los delegados africanos plantearon claramente esta amenaza a la producción de comida local y a la salud: "Nosotros tenemos recursos en abundancia. Tenemos conocimiento en abundancia. Tenemos trabajadores en abundancia. Si ustedes los occidentales… se mantienen al margen y dejan de sustituir nuestra economía y nuestros sistemas alimentarios indígenas por alimentos básicos de baja calidad, podemos alimentarnos a nosotros mismos, gracias".

4

LA ABSURDA VERDAD SOBRE LA DAM

Si la dieta DAM es tan peligrosa para nuestra salud y para la salud de nuestro planeta, ¿por qué seguimos comiendo de esta manera? Parte del fuerte atractivo de nuestro sistema alimentario industrial es su *conveniencia*, un factor que ha contribuido grandemente a su éxito mundial. En el siglo XX, a medida que más y más mujeres salieron a trabajar fuera del hogar, alimentos que requerían la menor cantidad de tiempo de preparación encontraron un mercado preparado y dispuesto. Muchos de nosotros actualmente tenemos vidas increíblemente ocupadas, y la preparación de los alimentos es con frecuencia la primera parte de nuestros horarios que es sacrificada a la luz de otras demandas sobre nuestro tiempo. Comprar los alimentos en mercados de granjeros y llegar a la casa para preparar una comida toma un tiempo significativamente más largo que calentar un envase de comida precocinada en el microondas.

Esta conveniencia en las comidas ha permitido que muchos de nosotros avancemos en otros aspectos de nuestras vidas. Como explica el activista de los alimentos sostenibles, Oran B. Hesterman, de *Fair Food Network* (Red de Alimentos Justos), al colocar la producción de alimentos en las manos de apenas un 2 por ciento de la población, el otro 98 por ciento ha tenido la libertad de especializarse, lo cual ha contribuido al desarrollo de campos como la tecnología, la medicina y la educación.

Sin embargo, la conveniencia generada por la industrialización de este sistema alimenticio llega con un gran costo: nuestra salud física y mental, al igual que la salud de nuestro planeta. En 1937 George Orwell dijo: "Puede que en el largo plazo descubramos que los alimentos enlatados son un arma más mortal que la ametralladora". Por desgracia, a medida que enfermedades crónicas relacionadas con la dieta, como la diabetes tipo 2 y las enfermedades cardiovasculares, se han convertido en dos de las principales causas de muerte en nuestro mundo actualmente, las palabras de Orwell parecen proféticas.

COMIDA BARATA: UN ESPEJISMO MODERNO

El precio en la etiqueta de alimentos reales e integrales como las gallinas criadas con grano y verduras cultivadas orgánicamente es, en muchos casos, más elevado que los alimentos artificiales que caracterizan la dieta occidental; sin embargo, la verdad es que ninguno de nosotros puede permitirse el verdadero precio de seguir la DAM: su bajo costo es una ilusión peligrosa. Cuando camino por el pasillo del supermercado de mi barrio, no veo cereales para el desayuno, carnes, productos lácteos, papas y aperitivos baratos de todas las formas y tamaños. Veo los costos anuales en cuidado de la salud, que ahora se calcula que sobrepasan los cien mil millones de dólares, por enfermedades relacionadas con la obesidad, lo cual se predice que aumentará hasta los 283 mil millones de dólares en 2020. Veo el costo anual de 245 millones de dólares de la diabetes en Estados Unidos, que está aumentando de manera regular. Veo los miles de millones de dólares en desechos de alimentos y de agua en todo el planeta. Veo los costos medioambientales de la producción alimentaria industrial, que supone a los contribuyentes miles de millones de dólares cada año. Veo el costo para muchos granjeros que ya no pueden competir en tal sistema industrial de producción alimenticia, viéndose obligados a vender sus granjas para pagar sus deudas, mientras que algunos de ellos incluso han decidido poner fin a sus vidas. Veo el costo impuesto a generaciones futuras, que heredarán un sistema alimenticio quebrado y un planeta poco saludable. También el costo para nuestra integridad como seres humanos, y ciertamente como cristianos, cuando apoyamos un sistema que permite que millones de personas mueran a causa de la obesidad, la malnutrición o el hambre, mientras que nosotros hacemos un mal uso de la tierra de Dios. No existe tal cosa como comida barata.

LUCHAR POR COMER MEJOR

Sí comprendo y valoro que hay millones de personas que no pueden permitirse comprar alimentos reales e integrales, lo cual es una de las principales tragedias de nuestro sistema alimenticio disfuncional, un sistema que "ha olvidado alimentar bien a las personas". Sin duda, hay cierto número de individuos extraordinarios que luchan por el derecho de todas las personas a tener acceso a alimentos reales e integrales. En Nueva York, un maestro en el Bronx llamado Stephen Ritz comenzó a cultivar alimentos saludables en su sala de clase, enseñando a niños con bajos ingresos de barrios quebrados las habilidades para crear "nuevo grafiti verde". Ron Finley, quien se denomina a sí mismo "el labrador guerrillero", comenzó a cultivar alimentos orgánicos para su barrio céntrico de Los Ángeles, que es un "desierto alimenticio" reconocido federalmente: no hay producción fresca disponible en la cercanía inmediata. Mi hija mayor es voluntaria en un desierto alimenticio en la zona de Dallas-Fort Worth, donde una cancha de fútbol deteriorada ha sido transformada en una granja orgánica (después de que proveedores de supermercados se negaron a establecer una tienda en la zona, ya que no podrían ganar suficiente dinero) bajo la gerencia de Elizabeth Hernandez.

En efecto, la granja suministra verduras a mercados y restaurantes de granjeros locales, incluyendo uno de nuestros lugares favoritos donde comer en Dallas: Café Momentum. El chef ejecutivo del restaurante, Chad Houser, toma a exdelincuentes juveniles y les da formación para que lleguen a ser chefs, personificando verdaderamente el espíritu de su lema: "Come. Bebe. Cambia vidas". En sábados alternos, mi hija también es voluntaria en una granja que suministra a Café Momentum y nuestra propia agricultura sostenida por la comunidad (CSA), *Happy Trails Farm*, gestionada por Fina Longoria-Johnson, su esposo Larry, y su nuera Jessica Longoria.[14] Stephen Ritz, Ron Finley, Elizabeth Hernandez. Chad Houser, Fina Longoria-Johnson, Larry Johnson y Jessica Longoria: ellos son los verdaderos héroes diarios del movimiento por los alimentos sostenibles. Y tú también puedes ser uno de ellos.

Al final, a menos que *todos* participemos colectivamente en recrear la manera en que cultivamos y comemos nuestros alimentos, tendremos un sistema que siga escogiendo la enfermedad y la muerte antes que la vida (Deuteronomio 30:19). Todos tenemos que luchar por una comida mejor de cualquier manera que podamos, ya que todos merecemos comer alimentos *reales* que nos nutran. La Declaración de los Derechos Humanos de Naciones Unidas afirma que "todo el mundo debiera tener la capacidad para escoger una forma de comer saludable y completa, ya que tienen derecho a una vida saludable". Si Dios alimenta a "las aves del cielo", ¿cuánto más se interesa por nuestra nutrición como sus hijos (Mateo 6:26)? Este derecho no deberían negarlo las grandes empresas que anhelan mantener la beneficencia de sus accionistas, ni tampoco deberían negarlo los oficiales del gobierno deseosos por mantener la buena voluntad y el apoyo financiero de grandes empresas.[16] Nuestra crisis alimenticia es principalmente una cuestión de la dignidad de cada ser humano en este planeta: de cada miembro de la creación de Dios.

Muchos de nosotros *podemos* permitirnos comprar más alimentos reales e integrales a productores locales que verdaderamente intentan crear un sistema alimentario sostenible. En Estados Unidos en particular, las personas gastan menos dinero en alimentos que el resto del mundo desarrollado (alrededor del 13.2 por ciento de sus ingresos), mientras que se calcula que el 90 por ciento del presupuesto estadounidense para alimentos se gasta en alimentos muy refinados y procesados. En 2011 los estadounidenses gastaron 117 mil millones de dólares en comida rápida, 65 mil millones de dólares en refrescos, 17 mil millones de dólares en juegos de video, cinco mil millones de dólares en tonos de llamadas, y 310 millones de dólares en disfraces de Halloween para mascotas, solamente por nombrar algunas categorías. Estas estadísticas son asombrosas y reveladoras, y nos llaman a que todos tomemos responsabilidad personal.

Y según los Centros para el Control y la Prevención de Enfermedades, el nivel de ingresos *no* es un determinante de las compras de comida rápida en Estados Unidos: las personas no solo compran comida rápida porque sea lo único que pueden permitirse. Si valoramos nuestra propia salud y la salud de nuestro hermoso planeta y de todos sus habitantes, ¿por qué no estamos dispuestos a pagar un poco más por alimentos nutricionalmente completos e integrales y compramos otras cosas? ¿No vale la pena renunciar a ese refresco grande y esa hamburguesa, o disfrazar a nuestra mascota de hada el día 31 de octubre, a cambio de nuestro propio bienestar y el bienestar de generaciones futuras?

VOTA CON TUS TENEDORES Y CON TUS VOTOS

Es esencial que no solo "votemos con nuestros votos" para demandar cambios oficiales en las políticas alimenticias y apoyar a oficiales del gobierno que intentan cambiar nuestro actual sistema alimenticio, sino que también "votemos con nuestros tenedores". Cada vez que compramos alimentos apoyamos el sistema que los produjo, contribuyendo así a su perpetuación. Como destaca la activista por los alimentos sostenibles Ellen Gustafson en *We the Eaters: If We Change Dinner, We Can Change the World* [Cambia lo que comes y cambiarás el mundo], como consumidores tenemos la capacidad de demandar una mejor producción alimenticia para nosotros mismos y también para el resto del planeta, al negarnos a comprar productos que sean destructivos para nuestra salud y la salud de las comunidades que los producen. Cuando compramos chocolate de comercio justo, les decimos a las empresas chocolateras que no es aceptable utilizar granos de cacao recogidos por niños esclavos, y que no podemos esperar hasta 2020 para poner fin a esta farsa. Cuando compramos en mercados de granjeros que venden alimentos producidos localmente y orgánicamente, les decimos a las empresas alimenticias y a nuestro gobierno que crear comunidades saludables y amigables ecológicamente es más importante que la comida conveniente, barata y poco saludable; que nosotros, y todos los demás en el mundo, deberíamos tener acceso a alimentos frescos e integrales, y que no apoyamos las vastas cantidades de desechos que resultan de nuestro sistema alimenticio actual.

Los negocios no pueden prosperar si nosotros no compramos sus productos: como consumidores, podemos comunicar nuestros deseos mediante nuestras billeteras. De hecho, esta demanda del consumidor de alimentos más naturales es la razón principal por la que la cadena Walmart tiene cada vez más opciones orgánicas en sus tiendas, y la cadena Whole Foods no deja de aumentar su número de productos cultivados localmente. Nuestro dinero como consumidores es la razón principal por la que muchos países han prohibido el uso de hormonas del crecimiento en la producción de carne industrial o el uso de "baba rosa" (carne procesada y tratada con amoniaco). Nosotros colectivamente, una persona cada vez, tenemos el poder para cambiar el mundo al cambiar lo que comemos y hacer que los alimentos más sanos sean gradualmente más accesibles para más personas. Y yo iría un paso más lejos: como cristianos, es una manera de comunicar que nuestro Dios es amor, una manera de que seamos una luz que brilla en este mundo, demandando productos que respeten su amada creación (Mateo 5:16).

5

PUBLICIDAD DIRIGIDA A LOS NIÑOS Y OTROS ESCÁNDALOS

La comodidad y la conveniencia no son los únicos motivos por los que la DAM domina nuestros hábitos alimenticios. También somos manipulados por la investigación y bombardeados con mensajes publicitarios que fomentan esta manera de comer poco sana.

En efecto, las grandes empresas gastan millones de dólares anualmente en investigación, calculando la cantidad precisa de grasa, azúcar y sal que satisfaga nuestras papilas gustativas y haciendo que sigamos regresando a comprar más, sin tener en cuenta las consecuencias para la salud. Por ejemplo, uno de los principales centros de investigación alimentaria en Estados Unidos, *Monell Chemical Senses Center*, ha realizado experimentos con niños pequeños, dándoles de comer diversos alimentos azucarados para calcular su "punto de felicidad": el nivel al cual su deseo de azúcar está en su punto máximo. Estos datos se utilizan posteriormente para formular productos que puedan ser promocionados y vendidos en todo el planeta.

¿ESTÁ A LA VENTA LA SALUD DE NUESTROS NIÑOS?

Asombrosamente, los niños en particular son una diana de la industria alimentaria, como indica el ejemplo anterior. Muchos jóvenes tienen lo que las empresas denominan "poder de molestar" sobre sus padres, o la capacidad de seguir demandando ciertos productos hasta que los padres o tutores cedan. Ya que niños y adolescentes tienen cada vez más poder de compra en la economía actual, "la molestia" es una fuente importante de ingresos para las empresas alimenticias, razón por la cual están dispuestas a gastar lo que se calcula que son casi dos mil millones de dólares anualmente en publicidad dirigida a esos grupos de edad. Dirigirse a los niños cuando son pequeños es, de hecho, un modo significativo de establecer lealtad duradera hacia la marca.

El *Rudd Center for Food Policy & Obesity* denomina adecuadamente esta publicidad dirigida a los niños "una crisis en el mercado". Aunque la Iniciativa Estadounidense de Publicidad de alimentos y Bebidas (CFBAI, por sus siglas en inglés) fue establecida en 2006 para restringir la publicidad de alimentos procesados altos en azúcar, sal y grasas a niños menores de once años, estos esfuerzos autorregulatorios han demostrado ser inadecuados en general. Se estima que un 86 por ciento de los productos alimenticios publicitados por miembros de la CFBAI a los niños siguen siendo alarmantemente altos en azúcares procesados y refinados, sal y grasa, mientras que la publicidad hacia los jóvenes mayores de once años ha aumentado. De modo similar, las empresas alimentarias han seguido anunciando sus productos alimenticios procesados por medio de otros canales, como las redes sociales, lo cual ha conducido a un aumento de un 23 por ciento en su exposición a los niños. Con las tasas de obesidad infantil aumentando de modo exponencial, junto con enfermedades relacionadas con la dieta, como la diabetes tipo 2 y las enfermedades cardíacas, la promoción de estos productos alimenticios con el objetivo de recibir beneficios para las empresas es deplorable.

DAME, DAME, DAME:
EL MENSAJE DE LA INDUSTRIA DE "COME MÁS"

Nuestro sistema alimenticio industrial actual ha creado un entorno que esencialmente inunda nuestros sentidos, de adultos y niños igualmente, con el mensaje de "come más" alimentos procesados y poco sanos. Ciertamente, se calcula que el 70 por ciento de toda la publicidad relacionada con alimentos es de comidas y bebidas altas en azúcar, sal y grasa. Los niños incluso están expuestos a este mensaje en la escuela, donde máquinas expendedoras, tiendas de aperitivos y barras de almuerzo están llenas de alimentos altos en azúcar, sal y grasa.

En una reciente visita a un hospital infantil en Texas, descubrí que había un popular restaurante de comida rápida en el piso inferior, junto a varias máquinas expendedoras con refrescos, papas fritas y dulces. Observé con horror cómo "sustancias parecidas a comida", incluyendo refrescos, galletas y postres empaquetados, se servían a niños enfermos. Quedé asombrada ante el número de niños y adultos obesos que caminaban por los pasillos y se sentaban en las salas de espera consumiendo comida chatarra obtenida de máquinas expendedoras. Y cuando los médicos y las enfermeras estaban comiendo esas mismas cosas, tuve que sentarme totalmente asombrada. En muchos casos, las empresas alimenticias hacen que la venta de sus productos en escuelas, hospitales y otras instituciones sea atractiva ofreciendo beneficios financieros a cambio de la oportunidad de vender sus alimentos. Es una situación trágica cuando el dinero puede superar a la salud, ¡particularmente en una institución dedicada a la salud!

¿QUIERES VITAMINA C CON ESO?

Algunos pueden argumentar que muchos de estos alimentos producidos industrialmente son "saludables". Cereales, aperitivos y panes son "reforzados" con vitaminas y minerales, y carne y productos lácteos han reducido su contenido en grasa, por ejemplo. Ciertamente, somos bombardeados con frases como "alto en vitamina C", "lleno de estupendos antioxidantes", "bajo en grasa" y "una gran fuente de ácidos grasos omega", pero son artilugios en gran parte publicitarios apoyados por un reduccionismo científico poco saludable.

Por ejemplo, la leche en su forma natural y entera está llena de proteínas esenciales y otros nutrientes como vitaminas A y E, que son solubles en grasa. Cuando retiramos la grasa de la leche, perdemos estos nutrientes solubles en grasa, mientras que el proceso de pasteurización destruye muchas de las proteínas beneficiosas. La leche, ahora menos nutritiva y con menos sabor, necesita vitaminas añadidas y también ingredientes que mejoren el sabor, como azúcar e incluso chocolate. Además, los azúcares en la leche se absorben rápidamente en el flujo sanguíneo, causando que nuestros niveles de insulina aumenten, ya que no hay grasa en la leche para ralentizar el proceso de digestión mientras que la leche es menos saciante, lo cual nos conduce posiblemente a beber más de la que deberíamos. Un vaso pequeño de leche *real*, entera y producida orgánicamente dentro del contexto de un estilo de vida balanceado es, por lo tanto, una opción muy superior que un vaso convencional de leche "baja en grasa" y con "vitaminas añadidas", ya que la leche *real* está formada del modo en que Dios quiso que fuera consumida: en su forma *entera*.

¿REDUCIR EL CONSUMO DE GRASA O LAS SALCHICHAS?

EL AUMENTO DE LA PARADOJA NUTRICIONISTA

La nutrición es un tema increíblemente problemático. No comemos carbohidratos, grasas y proteínas en un entorno vacío, por ejemplo. Comemos dentro del complejo marco de la vida diaria. Cuánto, cuándo y por qué comemos estos alimentos son consideraciones igualmente importantes para tener en cuenta. ¿Cómo interactúan con otros alimentos que contienen carbohidratos, grasas y proteínas? ¿Cómo fueron cultivados y preparados esos alimentos? ¿Cuán frescos eran los alimentos? ¿Estábamos estresados o relajados cuando comimos la comida? Estas importantes consideraciones conducirán a si comemos alimentos *reales* que nos nutrirán o productos parecidos a alimentos que pueden enfermarnos.

Como observa Pollan, adherirse a la ciencia reduccionista, mediante la cual nos enfocamos en nutrientes individuales a expensas del cuadro general de la dieta, es como perder nuestras llaves en un estacionamiento en la noche y solamente buscarlas bajo la luz de las farolas. Sabemos que podrían estar en cualquier lugar en ese estacionamiento, pero solamente miramos donde podemos ver con facilidad. De hecho, la ciencia de la nutrición indudablemente no está en un punto en el que entendemos cada elemento de cada alimento, ni tampoco lo que le sucede a cada elemento cuando es separado o aislado. Esta visión es increíblemente limitada, a pesar de todos nuestros avances en la ciencia de los alimentos. Por ejemplo, los granos de café tienen más de mil fitonutrientes (que luchan contra las enfermedades), y solamente se ha identificado un pequeño porcentaje de estos. Se comprende poco de la interacción compleja y al mismo tiempo beneficiosa entre estos cien fitonutrientes que podemos identificar, sin hablar de los otros novecientos aproximadamente. El tomillo fresco, una de mis hierbas favoritas, tiene un complejo abanico de antioxidantes, desde alanina hasta ácido vanílico, y la lista es tan larga como notable. Y esos son solo los antioxidantes que hemos descubierto hasta ahora ¡en un pequeño ramito verde! Sin duda, servimos a un Dios maravilloso, profundo y proactivo.

Sin embargo, cada vez más, alimentos hechos por el hombre han desplazado el conocimiento de la cocina natural que se originó tradicionalmente en nuestros hogares y la herencia cultural general, necesitando así el consejo de nutricionistas a medida que aprendemos a hacernos paso por el sistema alimenticio moderno. Esta oleada de información nutricional compleja, opuesta, ambigua y que cambia constantemente (a lo largo del tiempo *y* entre distintos expertos en nutrición que parece que no pueden ponerse de acuerdo) está ahora disponible para nosotros diariamente, incluso cada hora. Muchos de nosotros no podemos decidir con qué aceite o grasa deberíamos cocinar, y mucho menos qué se supone que deberíamos cocinar. De hecho, ni siquiera podemos tomar al pie de la letra la palabra de profesionales de la nutrición. Algunos dietistas, por ejemplo, son "financiados" por Coca-Cola para recomendar el refresco como parte de una dieta balanceada. ¿Cuán carentes de prejuicios serán sus consejos sobre salud? ¿Desde cuándo algo tan vital como la comida se volvió tan profundamente confuso?

Durante mis viajes, incontables individuos me siguen preguntando qué deberían comer para tener una mente y un cuerpo sanos, con la esperanza de que yo pudiera resolver su "dilema del omnívoro". Usando la popular frase de Pollan, "come *comida*, no demasiada, principalmente plantas", igual que tu mamá y tu abuela te habrían dicho en el pasado. Desgraciadamente, nos resulta cada vez más difícil encontrar alimentos *reales*, y es imposible para millones de personas que están en los estratos más bajos de la escala económica, mientras que estos "alimentos tecnológicos" nos desconciertan con sus muchas afirmaciones de salud e ingredientes de nombres extraños.

SUPLEMENTO SIN SUPLEMENTOS

Es precisamente este reduccionismo el que también hace que los suplementos sean potencialmente poco seguros o ineficaces. Como explica la profesora de nutrición y activista en favor de los alimentos sostenibles, Marion Nestle en *Food Politics: How the Food Industry Influences Nutrition and Health* [Cómo influye la industria alimentaria en la nutrición y la salud], la Ley de Educación y Salud sobre Suplementos Dietéticos de 1994 (DSHEA, por sus siglas en inglés) liberalizó la industria de los suplementos y ahora permite que productores de suplementos afirmen tener beneficios de salud en sus productos sin la supervisión de normas oficiales o estudios independientes. Incluso cuando se publican efectos negativos para la salud de ciertos suplementos, las empresas que producen estas alternativas "naturales" no tienen que retirar sus productos, ya que la FDA (Administración de Alimentos y Medicamentos) no regula la producción de estos suplementos. A menos que leas habitualmente revistas médicas como pasatiempo, ¿cómo podrás saber lo que puede dañarte?

En efecto, ¿quién sabe incluso qué contienen esas cápsulas, líquidos y polvos? El reciente escándalo herbario que involucró a varias empresas como Walmart, Walgreens, Target y GNC en Estados Unidos debería servir como un recordatorio urgente. Según documentos oficiales judiciales, solamente entre un 4 y un 41 por ciento de los suplementos examinados contenían realmente lo que estaba escrito en las etiquetas. Pese al hecho de que las regulaciones del gobierno sobre medicamentos no son perfectas (de lo cual hablaré con mayor detalle en mi próximo libro sobre salud mental y bienestar), permitiendo que la industria de los suplementos establezca sus propias políticas, plantea igualmente una amenaza para la salud pública, en particular cuando están en juego grandes cantidades de beneficios. Se calcula que el valor de la industria de los suplementos, que a menudo es solamente otro brazo de la industria farmacéutica, alcanza los 55 mil millones de dólares. De esos miles de millones de dólares, es difícil saber qué porcentaje se emplea actualmente en suplementos que benefician al consumidor.

Al final, la medicina es medicina, ya sea hecha por el hombre o si se encuentra en la naturaleza, y hay muchas cosas en la naturaleza que puede dañarnos, como plantas y hongos venenosos. Una creciente cantidad de estudios siguen mostrando que incluso vitaminas "seguras" pueden causar daño en exceso o fuera del contexto de los alimentos que la contienen de modo natural. La vitamina C, por ejemplo, es un nutriente esencial que lucha contra el cáncer y se encuentra en muchas frutas y verduras frescas. Sin embargo, hay estudios que han demostrado que la vitamina C en forma de suplemento *no* reduce el riesgo de desarrollar cáncer, mientras que la investigación reciente ha indicado que, de hecho, puede aumentar el riesgo de desarrollar cáncer. Grupos demográficos que consumen suplementos por lo general tienen más educación académica, mayores ingresos, comen mejor y hacen más ejercicio, y así, no podemos decir que los suplementos funcionan y son seguros porque las personas que los consumen estén más sanas; la ciencia es un poco más complicada que eso. Sin duda, organizaciones de salud pública no recomendarán una suplementación general debido a los peligros relacionados con su consumo excesivo. A menos que los suplementos formen parte de un régimen médico recetado, muchos de nosotros estaríamos mucho mejor utilizando nuestros ingresos para comprar alimentos *reales*.

EJERCICIO: ¿LA PANACEA EN MOVIMIENTO?

Si los suplementos no son la solución, ¿qué hay del ejercicio? Según la Organización Mundial de la Salud, una de cada tres personas hace poco o ningún ejercicio en todo el planeta, resultando en un cálculo de unas 3.2 millones de muertes al año, y eso hace que la inactividad física sea una de las principales causas de mortalidad actualmente. El ejercicio, sin embargo, nunca puede sustituir a una dieta poco saludable; no es una panacea que nos permitirá comer lo que queramos sin sufrir ninguna consecuencia. La actividad física junto a una manera de comer que esté caracterizada predominantemente por alimentos *reales* y completos son esenciales para tener un espíritu, una mente y un cuerpo sanos. El enfoque miope de la industria alimentaria sobre el ejercicio es, de hecho, un modo sutil de que las empresas desvíen la atención de sus productos alimenticios procesados, ya que alentar a las personas a comer menos de sus productos alimenticios procesados impacta directamente en los beneficios de la empresa: la lógica del dinero una vez más.

Durante la última administración Bush, por ejemplo, líderes de la industria alimentaria y oficiales del gobierno comenzaron una campaña (con Shrek como representante) a favor de estilos de vida más sanos que se enfocaba en la actividad física en lugar de enfocarse en los productos que vendían esas empresas. Es un hecho triste que en torno a la misma época de esa campaña, Shrek también comenzó a aparecer en envases de comida procesada como las galletas Oreo, que contribuyó aún más a la confusión de la industria alimentaria sobre ejercicio y dieta.

Con sus miles de millones de dólares dedicados a investigación y publicidad que aprovecha y moldea nuestras preferencias alimenticias, grandes corporaciones de comida efectivamente engañan a nuestras papilas gustativas. Sin embargo, hacen algo más que eso. Mediante su influencia económica y sus conexiones en el gobierno, secuestran toda la industria agrícola, incluidos los agricultores. Ahora, examinemos el efecto que su influencia económica y política tiene en la comida que llega al público.

6

¿QUIÉN GOBIERNA EN EL ÁMBITO ECONÓMICO?

Al controlar las cadenas de suministro, las grandes empresas alimentarias gobiernan en el ámbito económico, de modo que ellos establecen las reglas económicas. Como compradores dominantes, presionan a los granjeros y otros productores en la cadena de suministro integrada verticalmente, obligándolos a producir mayores cantidades de alimentos baratos, alimentos que esas empresas quieren cultivar. Al especializarse y controlar todo el proceso, incluyendo las materias primas necesarias (como semillas o animales jóvenes), estas empresas minimizan el riesgo y el gasto, a la vez que establecen uniformidad entre sus productos. Los granjeros individuales tienen que proporcionar la tierra, las instalaciones, el tiempo y el trabajo necesarios para producir alimentos, mientras que las materias primas siguen siendo las mismas. De hecho, el granjero promedio gana actualmente tan solo 14 centavos de cada dólar gastado en alimentos en Estados Unidos, comparado con 36 centavos en 1974.

Con tantas calorías en el mercado, el asunto fundamental que enfrentan estas empresas es que, como humanos, solamente podemos comer cierta cantidad en un día, pues el estómago tiene un techo fijado. ¿Cómo resuelven estas empresas este problema esencialmente biológico? Hacen más grande el tamaño de las raciones, ofrecen precios irresistiblemente baratos, tentándonos con dulces "compras impulsivas" al llegar a las cajas, y crean alimentos que dejan al consumidor con espacio y deseo suficientes de más; la lista de técnicas es larga, aterradora y sutil.

Al mismo tiempo, el acceso a alimentos más sanos como fruta y verdura fresca está limitado por las manipulaciones de precio generadas por los subsidios del gobierno a alimentos como el maíz, la soja y el trigo. Para los millones de estadounidenses que sobreviven con cupones de alimentos, por ejemplo, los pocos dólares al día que tienen para gastar hacen casi imposible que escojan comer de manera sana. Ya que el gobierno apoya la producción de alimentos procesados poco sanos, son más baratos y están disponibles fácilmente. El apoyo artificial del gobierno estadounidense a los alimentos procesados hace que sea imposible para personas con bajos ingresos, o ninguno, poder permitirse una dieta balanceada, porque una bolsa de manzanas es más cara que el cereal azucarado para el desayuno.

¿SOLAMENTE POSTRES EN DESIERTOS ALIMENTARIOS?

Es decir, suponiendo que esos individuos incluso *tengan acceso* a una bolsa de manzana. Millones de estadounidenses, y en particular personas en los barrios del centro de las ciudades, viven en "desiertos alimentarios": zonas en las que las tiendas locales en un radio de siete kilómetros ni siquiera tienen fruta y verduras frescas. De hecho, un estudio reciente ha mostrado que los supermercados tienen cuatro veces más probabilidades de ser construidos en barrios predominantemente caucásicos en lugar de comunidades afroamericanas, mientras que los afroamericanos tienen un 30 por ciento más de probabilidad de morir por enfermedades cardíacas relacionadas con la dieta. ¿Cuánto puede empoderar el moderno supermercado, la tienda de alimentación o el restaurante a estos individuos cuando las opciones están limitadas a alimentos poco sanos, refinados y azucarados que pueden conducir a obesidad, enfermedad crónica y una muerte prematura? ¿Qué tanto puede empoderarnos, en realidad, el establecimiento de alimentación moderno a cualquiera de nosotros, cuando las políticas del gobierno hacen intencionalmente que los alimentos sanos y *reales* sean más caros al subvencionar la DAM? ¿Cuál es, en última instancia, el sentido de tener un sistema alimentario que no cumple con lo que debería hacer la comida: nutrirnos?

LA PUERTA QUE SIGUE GIRANDO

Por desgracia, los oficiales del gobierno tienen la misma probabilidad de tener una relación con la industria alimentaria que de controlarla. Las empresas no solo presionan al gobierno estadounidense mediante su poder de cabildeo, sino que también existe una puerta giratoria entre el gobierno y la industria. Muchos oficiales del gobierno dejan sus posiciones burocráticas para trabajar en empresas alimentarias importantes, mientras que un mismo número ha salido del mundo empresarial para entrar en el ámbito del gobierno.

La exsecretaria de Agricultura Ann Venneman, por ejemplo, contrató a un miembro de un grupo de cabildeo de la industria de las carnes destinadas al consumo como su jefe de personal. Por otro lado, el predecesor de Venneman dejó su posición como Secretario de Agricultura para trabajar para la industria alimentaria (la cual a menudo paga mejor). Estos individuos indudablemente tienen el conocimiento y la experiencia que se requieren con frecuencia para trabajar como un regulador o un empleado empresarial. Sin embargo, existe el riesgo de conflicto de intereses: ¿cómo podemos estar seguros de que actuarán en interés de la salud pública en lugar de sus antiguos colegas, si existe conflicto entre ambos?

Incluso si no existe tal relación, la industria alimentaria aun así puede influenciar al gobierno estadounidense en favor de sus propios intereses. Un ejemplo inquietante de esta influencia es la reciente controversia por el azúcar entre el gobierno estadounidense y la OMS. En 2003 la OMS, preocupada por la creciente epidemia de obesidad, recomendó que el individuo promedio debería limitar su consumo de azúcar añadido a menos del 10 por ciento de las calorías diarias. Este porcentaje estaba basado en un conjunto conclusivo de evidencias científicas sobre los peligros de los azúcares en exceso en la dieta humana. Sin embargo, la industria azucarera, descontenta con el límite que se puso a sus ventas del producto en el nombre de la salud, presionó al gobierno estadounidense, el cual posteriormente amenazó con retirar la financiación a la OMS si no cambiaba sus pautas en cuanto a la dieta. Un año después, la recomendación del 10 por ciento de azúcar añadido desapareció del reporte global de la OMS sobre la dieta.

Un artículo en *BMJ* destaca que la manipulación que hace la industria alimentaria de la ciencia nutricional sigue planteando una amenaza para nuestra salud. En general, la investigación financiada por la industria normalmente favorece los productos de empresas alimentarias. Por ejemplo, según un estudio de 2013 publicado en la revista *PLoS Medicine* (una revista médica en línea revisada por colegas profesionales), los artículos cuya investigación fue financiada por el dinero de la gran agricultura tenían cinco veces más probabilidades de afirmar que no había "asociación positiva" entre el consumo de azúcar y el aumento de peso.[13] Con empresas como Nestlé, Coca-Cola y Pepsico financiando organizaciones como el Comité Asesor Científico sobre Nutrición (SACN, por sus siglas en inglés) y la Unidad de Investigación sobre Nutrición Humana del Consejo de Investigación Médica (HNR, por sus siglas en inglés), ¿cómo aseguramos que no se produzcan conflictos de intereses? Desde 2001 hasta 2012 solamente trece de los cuarenta científicos del SACN afirmaban que no tenían "ningún interés que declarar". ¿Y los otros veintisiete científicos? ¿Qué intereses posiblemente inclinaron sus interpretaciones de su trabajo? ¿La industria azucarera? ¿La industria de la carne?

¿La industria de los lácteos? La lista de potenciales influencias puede continuar.

DAVID CONTRA EL GOLIAT DE LA COMIDA

Las pequeñas granjas familiares, más diversas biológicamente, no pueden competir con el poder de estas grandes corporaciones alimentarias. En términos de cosechas por acre o animales por acre, las pequeñas granjas familiares no alcanzan la productividad de superficie de las grandes granjas, que están respaldadas por el capital de la gran industria y los subsidios del gobierno. Al mismo tiempo, estos pequeños granjeros carecen de los recursos financieros para competir con la Gran Agricultura por la influencia gubernamental, por ejemplo, a través de la financiación a gran escala de campañas electorales. ¿Es sorprendente que la pequeña granja familiar esté desapareciendo lentamente de la agricultura, mientras que un mero 8 por ciento de las granjas producen el 63 por ciento de nuestros alimentos?

Al tomar productos cultivados o criados de manera más barata y producir alimentos procesados que se venden a precios superiores, estas grandes empresas son capaces de ampliar sus beneficios. Mediante lo que el granjero y activista alimentario Wendell Berry describe como la lógica de las economías de escala en el corto plazo, estas empresas apuntan a mantener altos los beneficios y bajos los gastos produciendo tantos productos como sea posible al precio más barato posible. Los "costos externalizados", o los efectos de tales prácticas de corto plazo, se dejan para que nosotros como sociedad nos ocupemos de ellos. Un porcentaje de nuestros impuestos, por ejemplo, se utiliza para subsidios agrícolas, el tratamiento de enfermedades relacionadas con la dieta, y problemas medioambientales como la zona muerta del Golfo de México (que está relacionada con vertidos de la agricultura convencional).

Indudablemente, ya que muchos de estos costos externalizados son de naturaleza de largo plazo, como el calentamiento global, las enfermedades crónicas y la contaminación del agua, estamos aprisionando a nuestros descendientes con el verdadero costo de crear la moderna industria alimentaria. Cuando miro nuestro sistema alimentario quebrado, viene a mi mente un versículo alarmante: *El Señor es lento para la ira y grande en amor, perdona la maldad y la rebeldía, pero no tendrá por inocente al culpable, sino que castiga la maldad de los padres en sus hijos hasta la tercera y cuarta generación* (Números 14:18). Ahora pregunto a cada uno de nosotros: ¿De qué manera el participar en este sistema alimentario disfuncional es parte del mandamiento de Dios de amar a nuestro prójimo como nos amamos a nosotros mismos, incluyendo a nuestro "prójimo" del futuro (Marcos 12:31)? ¿O es parte de amar a Dios, por medio de quien y para quien *todas* las cosas (incluyendo a todos los maravillosos organismos vivos que hay en él) fueron hechas, con todo nuestro corazón, con toda nuestra alma y con toda nuestra mente (Marcos 12:30; Juan 1:3-4; Colosenses 1:16)? ¿Está trayendo eso el cielo (o el infierno) a la tierra (Mateo 6:10)? ¿Qué maldiciones estamos dejando sobre futuras generaciones?

NUESTRO SISTEMA ALIMENTARIO ACTUAL ESTÁ "DESPERDICIADO"

Es un hecho trágico que esta lógica de corto plazo de explotación a cambio de un beneficio haya creado un sistema alimentario internacional caracterizado no solo por vastas cantidades de alimentos baratos y "convenientes", sino también por lo que ha llegado a conocerse como el escándalo del desperdicio global. En la actualidad podríamos alimentar a quienes pasan hambre en el mundo con un porcentaje de la comida que se desperdicia. Desde bananas que se dejan pudrir en montones en una granja en Ecuador, donde grandes números de personas pasan hambre, porque no cumplen las regulaciones de los supermercados sobre cómo debería verse una banana, hasta los miles de kilos de partes animales perfectamente comestibles que no agradan a nuestras sensibilidades, sin tener en cuenta el hecho de que nuestros ancestros las comían. El sistema alimentario industrial genera más desperdicio de alimentos como nunca antes en la historia humana. De hecho, como indica el autor y activista Tristram Stuart, en el espacio de veinticuatro horas un supermercado puede tirar comida suficiente para alimentar a más de cien personas. Estas estadísticas son verdaderamente asombrosas.

Sin embargo, se nos puede culpar a todos. La industria y los hogares combinados desperdician lo que se calcula que llega a más de mil millones de toneladas de alimentos cada año, una cifra alarmante que excluye las toneladas de agua que también desperdiciamos. Muchos activistas por los alimentos sostenibles, de hecho, ven una correlación directa entre alimentos baratos y desperdicio. Si yo solamente pagué 1.99 dólares por mi hamburguesa, o por la caja gigantesca de cereales que compré en la tienda ayer, ¿qué importa si tiro la mayor parte de ellos, de todos modos? Al fin y al cabo, fue muy barato. Mientras menos nos cueste un producto, menos tendemos a valorarlo.

Este escándalo no es menos que "el robo de los recursos naturales del mundo". Indudablemente, en esencia estamos robándole a Dios mismo, quien nos ordena en el Antiguo y el Nuevo Testamento ser buenos administradores de su creación y que nos ocupemos de los menos afortunados que nosotros. Este abuso de nuestros recursos naturales es uno de los principales motivos por los que cerca de mil millones de personas mueren de malnutrición en nuestro mundo actualmente.

LAS BUENAS INTENCIONES NO DEBERÍAN INFLUIR EN LAS BUENAS DECISIONES

Sin duda, no todos los implicados en la industria alimentaria mundial están dominados por la lógica del capitalismo corporativo. Varios pioneros del movimiento de la comida industrial, y muchos de los individuos involucrados en la industria hoy en día, consideran que su trabajo es necesario a la luz de la población en expansión del mundo, como hacían muchos de los individuos que estuvieron detrás del Proyecto de ley Agrícola. Por ejemplo, el ganador del premio Nobel de la Paz en 1970, Norman Borlaugh, a quien a menudo se hace referencia en la agricultura como "el padre de la Revolución Verde", fue capaz de alimentar a millones de personas que pasaban hambre mediante su trabajo sobre la producción en masa de trigo en el *International Maize and Wheat Improvement Center* (Centro Internacional de Mejora del Maíz y el Trigo) en México. En efecto, mi propio padre fue tecnólogo alimentario en África, y su pasión era unir la panadería tradicional a la tecnología moderna, apoyando así el desarrollo de negocios en comunidades empobrecidas.

Sin embargo, todavía tenemos que lidiar con las consecuencias de la conveniencia, eficiencia y productividad de nuestro sistema alimentario mundial, a pesar de cuántas buenas intenciones lo respalden. Como destaca Gustafson en *We the Eaters* [Nosotros los comedores], tenemos que adoptar el *pensamiento* innovador de Borlaug, pero no necesariamente sus métodos. El sistema alimentario actual no solo deja con hambre a casi mil millones de personas, mientras miles de millones de dólares se desperdician, sino que también nos alimenta al resto con productos alimenticios que causan enfermedad y muerte mientras perjudican nuestra salud y al resto de la maravillosa creación de Dios.

Es imperativo que *renovemos* el modo en que imaginamos la producción y el consumo mundial de alimentos (Romanos 12:2). Las grandes empresas y granjas industriales pueden dominar, pero si nosotros, el público, votamos con nuestras carteras y alentamos a los pensadores innovadores, podemos marcar una diferencia sustancial.

7

EL ELEFANTE GENÉTICO EN LA SALA

Puede que te hayas preguntado cuándo hablaría sobre el elefante genético en la habitación. Debido a la complejidad que rodea el uso de organismos genéticamente modificados (también conocidos como OGM o alimentos GM) en nuestro sistema alimentario actual, decidí dejar el peor aspecto de la DAM (Dieta Americana Moderna) para el final.

¿Qué son exactamente alimentos GM? La producción de alimentos genéticamente modificados, también conocida como tecnología de ADN recombinante, se basa en la ciencia del determinismo genético, que considera a la humanidad y al mundo en el que vivimos como esencialmente materialistas o físicos. Se basa en un "monocultivo de la mente", como observa la destacada activista contra los OGM Vandana Shiva. En efecto, este modo de pensar puede remontarse hasta los antiguos griegos, cuyo filósofo Demócrito argumentaba que todo consiste en átomos que se mueven en el universo, uniéndose y separándose. Somos reducidos de manera miope a nuestros aspectos materiales; en este monocultivo de la mente, los organismos vivos actúan como máquinas con piezas interconectadas, y con el conocimiento apropiado pueden, por lo tanto, ser unidos y separados como si fueran máquinas. Los biotecnólogos, basándose en esta lógica materialista, pueden tomar un gen específico de un organismo y colocarlo en el ADN de otro organismo para crear un nuevo tipo de semilla con una o más características deseadas, como plantas que toleran los herbicidas y, más recientemente, manzanas que no se oscurecen cuando las cortamos. Este proceso se conoce como modificación de ADN in vitro, y en cierto modo es como un complicado juego genético de cortar y pegar.

Sin embargo, como cristianos, ¿dónde trazamos la línea entre imitar la creación y pensar que podemos hacer las cosas mejor que el Creador cambiando el ADN de una especie a otra, por ejemplo? ¿Cuándo comenzamos a comer del "fruto prohibido", pensando que Dios no llegó a hacerlo bien? La iglesia necesita abrir un camino para una discusión seria de estos temas, y sin embargo nunca he oído un sermón sobre ingeniería genética y bioética cristiana. Somos los administradores de Dios, y rendiremos cuentas por el modo en que hemos cuidado del mundo que Él ama y que nos ha confiado a nosotros (Juan 3:16). ¿Por qué no estamos hablando sobre cómo administrar en el mundo real, con problemas del mundo real?

ESPEJISMOS Y REALIDADES DE LOS ORGANISMOS GENÉTICAMENTE MODIFICADOS: ¿QUÉ ES REALMENTE UN HECHO?

En la actualidad, las dos características que dominan el mercado de los alimentos modificados genéticamente, un mercado que se concentra en la producción a gran escala de soja, maíz, algodón y colza, son resistencia a los insectos (IR por sus siglas en inglés) y tolerancia a los herbicidas (HT por sus siglas en inglés). En Estados Unidos, líder mundial en OGM producidos industrialmente, estas cosechas suponen la mitad de toda la producción agrícola (más de 68 millones de hectáreas), lo cual implica un cálculo del 93 por ciento de superficie de semillas de soja, un 85 por ciento de superficie de maíz, y un 82 por ciento de superficie de algodón. En 2014 los agricultores que utilizaban semillas GM suponían aproximadamente el 49 por ciento del uso agrícola mundial en total, la mayoría del cual se concentra en un puñado de países como Estados Unidos, Brasil, Sudáfrica y Argentina.

Aunque los cultivos GM siguen extendiéndose, varios titulares han declarado recientemente que el debate sobre el riesgo potencial para nuestra salud debido al consumo de OGM esencialmente ha terminado. Esta es una predicción prematura. Los titulares de periódicos, y ciertamente cualquier fuente de material, no pueden tomarse al pie de la letra. Existe un potencial sesgo de la publicación, en especial considerando la influencia de la industria de la biotecnología en la ciencia de los alimentos GM. En un estudio de 2011, por ejemplo, investigadores portugueses descubrieron que existía una "fuerte asociación" entre la investigación de OGM relacionada con la industria y resultados positivos para alimentos GM en estos estudios científicos. Meramente porque un estudio se publique en una revista y suene intelectualmente intimidante, no significa que ese estudio sea necesariamente cierto; hay que mirar quién financió el estudio.

Esencialmente, siempre deberíamos aplicar los principios de "preguntar, responder y discutir" a cualquier información que encontremos. Como habría dicho el apóstol Pablo, tenemos que llevar cautivo todo pensamiento (¡incluyendo nuestro examen de los OGM!) a la sabiduría de Cristo. En el caso de información científica, muchos canales de comunicación son sensacionalistas, en el mejor de los casos. Todos los datos extraídos de estas fuentes son, en esencia, el resultado de la interpretación que el autor hace, a su vez, de la interpretación que el científico hace de su trabajo, algo muy parecido al juego del teléfono al que jugaban mis cuatro hijos cuando eran niños.

CIENCIA GM VERSUS CERTEZA GM

Los defensores de los alimentos genéticamente modificados a menudo afirman que la desaprobación que rodea a esta nueva tecnología agrícola es irracional, ya que la ciencia ha "demostrado" que es segura; sin embargo, como mencionamos anteriormente, la ciencia no es un sistema de certeza absoluta. El método científico es una herramienta que nos permite descubrir y comprender, dentro de nuestra comprensión humana limitada, el increíble universo de Dios. Sin embargo, no sustituye a Dios.

Argumentar que los alimentos GM son totalmente seguros es negar que hay muchas cosas que todavía nos quedan por aprender acerca de los genes, y más aún el modo en que reaccionan los genes en un organismo dentro de nuestros ecosistemas multifacéticos. En efecto, tan solo estamos comenzando a comprender que nuestro supuesto "ADN basura" (en inglés *junk DNA*) en realidad no es basura en absoluto, y que la ciencia de la epigenética (el estudio de cómo el entorno controla la actividad de los genes) es mucho más complicada y amplia de lo que habíamos imaginado. ¿Quién puede decir qué ocurrirá cuando tomemos un gen de un insecto y lo insertemos en una planta? La ausencia de daño en documentos científicos no se iguala inmediatamente con la seguridad en la vida real; tan solo significa que, hasta donde podemos saber, cuando miramos bajo la luz de la farola en el estacionamiento (para usar una vez más la analogía de Pollan), no podemos ver ningún peligro inmediato para la salud.

La verdadera búsqueda de esta ciencia tiene que carecer de sesgos tanto como sea humanamente posible. Esta es una tarea especialmente difícil cuando una industria que ha invertido fuertemente en una tecnología controla la investigación sobre esa tecnología. Compañías biotecnológicas internacionales como Monsanto y Syngenta, que dominan el mercado comercial global de los OGM, publican la mayoría de los estudios disponibles sobre alimentos genéticamente modificados. La relación entre estas empresas biotecnológicas y los investigadores puede ser directa (como dar empleo a sus propios investigadores) o indirecta (financiando estudios universitarios mediante grandes becas, por ejemplo). El potencial sesgo de la publicación no puede pasarse por alto en estos ejemplos, ya que estas empresas tienen mucho que perder en términos de miles de millones de dólares en beneficios anuales, debido a hallazgos que cuestionan la seguridad de los alimentos genéticamente modificados.

Hay varios otros factores a considerar. Los investigadores no pueden tener acceso a las semillas GM y sus líneas isogénicas particulares, o sea, cualquier semilla con genotipos similares, sin el permiso de estas empresas. Además, los estudios independientes tienen un apoyo financiero limitado comparado con la investigación financiada por la industria. Incluso muchos cuerpos reguladores, como la Administración Americana de Alimentos y Medicamentos (FDA), solo pueden tener acceso a información de la industria sobre alimentos GM si las empresas en cuestión les dan su permiso. ¿Cómo podemos confiar en la seguridad "demostrada" de estos estudios si las empresas biotecnológicas restringen el acceso a la información necesaria para realizar pruebas totalmente independientes?

De hecho, la mayoría de los estudios disponibles sobre alimentos genéticamente modificados no examinan exhaustivamente los efectos para la salud en el largo plazo y multigeneracionales. Como indica el bioquímico y nutricionista, el doctor Árpád Pusztai (ampliamente conocido por su trabajo sobre papas GM): "El principal peligro es que *no sabemos* cuál es el principal peligro".

Aunque un estudio reciente de la genetista francesa en plantas, Agnés Ricroch y sus colegas, ha argumentado que estas pruebas en el corto plazo (que normalmente tienen una duración de tres meses o menos) son medidas aceptables de la seguridad de los alimentos GM, el documento mismo contiene varias contradicciones. Más notablemente, aunque el estudio indica que los alimentos GM son seguros, según estudios en el largo y el corto plazo realizados a lo largo de las últimas décadas, afirma que no hay estudios a largo plazo sobre roedores disponibles para uno de los principales cultivos GM que se producen en la actualidad: el maíz. Según una reseña académica de los estudios sobre alimentos

GM y salud publicado ese mismo año por José L. Domingo, profesor de toxicología y salud medioambiental, hay de hecho un número igual de documentos científicos sobre ambas partes del debate de la seguridad de los OGM, mientras que la inmensa mayoría de esos estudios están financiados por la industria y, por lo tanto, tenían un fuerte riesgo de sesgo. Igualmente, *Environmental Science Europe* publicó un documento a principios de 2015 observando que no existe "consenso científico global sobre la seguridad de los alimentos genéticamente modificados", así como ningún estudio global epidemiológico que investigue los efectos potenciales del consumo de alimentos GM sobre la salud humana", y ningún "consenso global sobre los riesgos medioambientales de los cultivos GM" por la comunidad científica global. En efecto, esta revista también observa que "una lista de varios cientos de estudios no muestra la seguridad de los alimentos GM", mientras que "el proyecto de la UE no proporciona evidencia alguna para las afirmaciones generalizadas acerca de la seguridad de cualquier alimento GM o de los cultivos GM en general". Exactamente, ¿qué es "certeza"?

Mientras la comunidad científica sigue argumentando sobre los alimentos GM, el número de estudios indican una nota preocupante. Los alimentos GM se han relacionado con autismo, alergias e infertilidad, por nombrar solamente algunos efectos potenciales sobre la salud en el largo y el corto plazo. Más recientemente, la OMS publicó un reporte sobre semillas *Roundup Ready* de Monsanto (un cultivo GM resistente a los herbicidas), observando que tienen potenciales efectos cancerígenos. Como mínimo, los productos genéticamente modificados deberían tener etiquetas para que así el consumidor pueda tomar libremente su propia decisión informada sobre el riesgo que plantean estos alimentos para ellos mismos, sus seres queridos y el planeta.

HUELO UNA RATA

Uno de los pocos estudios a largo plazo disponibles sobre maíz GM en roedores, es el estudio Séralini de 2012 sobre *Roundup* (conocido también como glifosfato, el principal herbicida que se usa actualmente) y maíz GM tolerante al *Roundup*. El profesor francés de biología molecular Gilles-Eric Séralini y su equipo de científicos descubrieron que, comparados con grupos de control, las ratas expuestas a este herbicida y al maíz durante más de dos años sufrieron varios problemas de salud como tumores, necrosis, enfermedad renal y muerte prematura relacionada con el POE-15. Ya que el POE-15 no se considera un ingrediente activo, los reguladores no evaluaron su seguridad del mismo modo que fue probado el glifosfato.

Tras una tormenta de críticas y también apoyos para los hallazgos, la revista *Food and Chemical Toxicology* retiró lo dicho en el estudio revisado por profesionales colegas en 2013. Esta retirada desencadenó todavía más crítica internacional y respuestas detalladas de los autores, mientras que se firmó una petición global contra las acciones de la revista. Al mismo tiempo, la Autoridad Europea de Salud Alimentaria (EFSA, por sus siglas en inglés) argumentó que el estudio de Séralini *et al.* no había seguido sus pautas para estudios en roedores de tres meses de duración. Este anuncio fue particularmente inquietante a la luz del hecho de que las pruebas en el largo plazo de Monsanto tampoco cumplían con las recomendaciones de la EFSA y, sin embargo, el gigante biotecnológico no estuvo sujeto a las mismas críticas. En el verano de 2014 el documento volvió a publicarse en otra revista, *Environmental Sciences Europe*, añadiendo más leña a la controversia que rodeaba el estudio.

Este asunto con Séralini, estemos o no de acuerdo con la metodología y los hallazgos del documento, sigue subrayando la incompetencia de los métodos actuales para examinar la seguridad de la producción de alimentos GM y la naturaleza complicada de un debate público que está lejos de terminar. ¿Qué otros ingredientes potencialmente tóxicos, sean inactivos o de otro modo, están en estos productos químicos y semillas? ¿Valen la pena los supuestos beneficios de esta tecnología a cambio del riesgo relacionado con la producción comercial de alimentos GM? En efecto, ¿es posible tener un debate científico razonable sobre una tecnología en la que la industria y el gobierno ya han invertido miles de millones de dólares? ¿O en un entorno en el que los científicos que examinan esta tecnología son condenados tanto personalmente como profesionalmente?

EL MITO DEL VACÍO MEDIOAMBIENTAL

Los riesgos potenciales de la producción de alimentos GM no están limitados a la salud humana. Los cultivos GM son cosechas mono-cultivo y, por lo tanto, tienden a los problemas que causa este tipo de producción agrícola, incluyendo una disminución drástica de la diversidad medioambiental que es esencial para un ecosistema balanceado. De hecho, un creciente número de investigaciones sobre el impacto ecológico de la producción de alimentos GM, por ejemplo, indica que a lo largo del tiempo tanto hierbas como insectos pueden desarrollar resistencia a estos nuevos productos químicos y cultivos, necesitando así el uso de cada vez más pesticidas (sustancias químicas que han sido relacionadas con el cáncer y defectos de nacimiento) para obtener el mismo efecto deseado. Por ejemplo, en Iowa muchos agricultores tienen que lidiar ahora con los gusanos de la raíz que han desarrollado una resistencia al maíz genéticamente modificado (que contiene genes de insecto), obligando a muchos de ellos a aumentar su uso de insecticidas para combatir esta plaga. De hecho, algunos investigadores han calculado que los alimentos GM han aumentado el índice de uso general de pesticidas solamente en Estados Unidos en más de cincuenta y cinco mil toneladas en los años 1996 al 2011.

Aunque un reciente metaanálisis alemán, o un sondeo detallado de los estudios científicos disponibles sobre un tema en particular, ha argumentado que la producción de alimentos GM disminuye el uso de pesticidas en un 37 por ciento, más de la mitad de los estudios utilizados en este metaanálisis eran *en el corto plazo* (principalmente en una temporada agrícola). Ya que la resistencia a insectos y a malas hierbas ocurre durante un largo periodo de tiempo, este metaanálisis no es un sondeo preciso del efecto en el largo plazo de los alimentos GM sobre el uso de pesticidas. Además, los datos analizados en este metaanálisis se centraban principalmente en cosechas resistentes a insectos y modificadas genéticamente. Las cosechas tolerantes a los herbicidas, sin embargo, representan el mayor porcentaje de producción agrícola GM en la actualidad. Este metaanálisis no es un reporte apropiado de la agricultura GM en general, aunque los autores afirman que proporciona "pruebas robustas" a favor de los OGM, que "mejorarán mucho la confianza pública en esta tecnología". De hecho, esa recopilación de datos quedó restringida tan solo a tres cultivos (semillas de soja, maíz y algodón) predominantemente en tres países (Sudáfrica, India y Estados Unidos) y se basaba en gran medida en sondeos a agricultores (que son menos confiables que las medidas fijas). Eso no es en ningún modo "pruebas robustas" de que la producción de alimentos GM en el mundo es segura y beneficiosa. De igual manera, la correlación en la ciencia no implica causalidad, y hay otras variables como los diferentes tipos de granjas, que también pueden representar los hallazgos de este análisis.

La producción agrícola GM nunca se produce en un vacío medioambiental. En la investigación en laboratorio, estos genes pueden ser controlados hasta cierto grado, aunque recién comenzamos a entender el modo en que actúan los genes. Cuando los OGM se incorporan a ecosistemas complejos, sin embargo, su efecto sobre la naturaleza interconectada de estos sistemas se comprende muy poco. Si los científicos ni siquiera conocen el 98 por ciento de los organismos en el terreno utilizados para cultivar las cosechas, ¿cómo pueden medir de modo adecuado el efecto que tienen los OGM sobre los ecosistemas complicados a lo largo del tiempo? Este riesgo es particularmente alarmante a la luz de que las semillas genéticamente modificadas contaminan cultivos que no son OGM mediante procesos naturales como la polinización y la meteorología.

Por último, hemos introducido organismos artificiales a un entorno que no podemos controlar. Decidamos o no comer alimentos GM, todos somos parte de estos ecosistemas; y todos somos afectados por la producción agrícola de OGM.

Incluso si los alimentos genéticamente modificados aumentan el rendimiento agrícola, como argumenta el metaanálisis alemán mencionado anteriormente, más alimentos procesados y alimentos para animales a base de granos no enderezarán nuestro sistema alimentario quebrado. Fundamentalmente, el objetivo de un sistema alimentario no es solo alimentar a las personas, sino hacerlo de un modo que nutra y sostenga la vida. En la sección anterior ya hemos visto el resultado de demasiadas calorías vacías: estos alimentos poco sanos pueden conducir a enfermedades y muerte prematura, igual que la falta de alimento conduce a enfermedades y muerte prematura. El maíz y la soja GM son soluciones que se mantienen dentro del marco de una industria alimentaria mundial que hace hincapié en la cantidad por encima de la calidad.

Tenemos que salir de este patrón de pensamiento. Como observa Hesterman: "El sistema que tenemos sigue basándose en gran parte en este concepto obsoleto de que la agricultura es parte del sector manufacturero". La comida no es lo mismo que los productos similares a alimentos. En última instancia, necesitamos *renovar* nuestro modo de pensar sobre nuestras comidas, y no conformarnos al modo en que el mundo piensa sobre nuestras comidas (Romanos 12:2).

TENEMOS ALIMENTOS SUFICIENTES PARA DAR DE COMER AL MUNDO

En efecto, el hambre no es un problema de producción de alimentos. Actualmente tenemos alimentos suficientes para dar de comer al mundo. El sistema que entrega esta comida, sin embargo, es uno en el que millones y millones de kilos de alimentos se desperdician a diario, millones de kilos se convierten en comida para animales y gasolina para nuestros autos, casi mil millones de personas están pasando hambre, y el 30 por ciento de la población mundial no recibe suficientes micronutrientes. Como observa el célebre economista y ganador del premio Nobel en 1998 Amartya Sen: "La hambruna es la característica de algunas personas que no tienen suficiente comida para comer. No es la característica de que no haya suficiente comida disponible". Los alimentos GM son una solución simplificada (e inherentemente indeterminada) a las complejidades del hambre, donde hay suficiente comida para todos, pero no todos pueden tener acceso a ella. Necesitamos cambiar las fuerzas políticas, sociales y económicas que no permiten que las personas alivien su hambre. Cultivar cada vez más maíz o soja es meramente tomar la salida fácil y no resuelve los problemas subyacentes que conducen a la inseguridad alimentaria y al hambre. La producción industrial de maíz y soja son un esparadrapo sobre una herida abierta.

Incluso el potencial de mayores rendimientos de los cultivos GM está en duda. Por ejemplo, la soja genéticamente modificada de Monsanto presenta un "arrastre de rendimiento" (o rendimiento reducido) del 5 al 10 por ciento en comparación con la soja convencional. De hecho, una revisión a largo plazo reciente de las Naciones Unidas y el Banco Mundial, conocida como la Evaluación Internacional de la Ciencia y la Tecnología Agrícola para el Desarrollo (IAASTD, por sus siglas en inglés), analizó datos de 110 países y 900 participantes, y señaló que los cultivos GM *no pueden satisfacer* las necesidades alimentarias de la población mundial. En términos de aumentos de rendimiento intrínsecos y consistentes, o "la cantidad de comida que los cultivos pueden producir en circunstancias ideales", los cultivos GM, en comparación con la agricultura convencional, no han estado a la altura de las promesas de sus defensores. De hecho, la industria alimentaria actual no ha cumplido su promesa de rendimientos cada vez mayores: las *pérdidas* de cultivos en general han aumentado desde mediados del siglo XX solo en Estados Unidos.

Hasta ahora, las empresas biotecnológicas que a menudo prometen "mejores alimentos para salvar al mundo" como respuesta a sus muchos críticos no han estado a la altura del bombo publicitario de sus campañas de publicidad. Por ejemplo, el "arroz dorado", que fue presentado en la portada de la revista *Time* como una solución a los trágicos niveles de deficiencia de vitamina A que afectan a millones de niños en todo el mundo, no logró superar las normas culturales sobre el color del arroz en Asia, en ausencia de programas sociales que educaran a las comunidades involucradas. Y los científicos todavía debaten cuánta cantidad de este arroz (con vitamina A modificada genéticamente, responsable del color "dorado" del grano) deberá consumirse para satisfacer las necesidades nutricionales de los niños. Algunas estimaciones indican que se tendrían que comer hasta cincuenta tazones de arroz dorado al día para alcanzar la ingesta diaria recomendada de vitamina A.

A la luz de los peligros potenciales de los suplementos de vitaminas de los que hablamos en el capítulo 5, es incluso más imperativo que estos hallazgos nutricionales sean probados de modo detallado e independiente antes de ser ofrecidos como soluciones que pueden "salvar a un millón de niños". No deberíamos aceptar estas nuevas tecnologías basándonos en futuras promesas que todavía no se han materializado, del mismo modo que nadie compraría mis productos si yo solamente prometiera que ayudarán en el futuro.

¿HAY UNA "SEMILLA" DE ESPERANZA EN ALGÚN LUGAR?

¿Es incluso posible, sin embargo, crear un sistema alimentario que se enfoque tanto en la cantidad como en la calidad, mientras administra el planeta de Dios con integridad y compasión? El creciente número de investigaciones sobre métodos de agricultura agroecológica ofrece algunas posibilidades emocionantes. En cuarenta y cuatro proyectos en más de veinte naciones del África subsahariana, por ejemplo, los rendimientos agroecológicos han sido significativamente más altos que los métodos de agricultura convencional o modificación genética, con un aumento del 214 por ciento en un periodo de diez años. De modo similar, el Ensayo de Sistemas de Cultivo (FST, por sus siglas en inglés) del Rodale Institute, que ha durado treinta años, ha demostrado cómo los métodos de agricultura orgánica pueden igualar los rendimientos convencionales a la vez que son más resilientes durante temporadas de clima adverso. En varios casos, se ha demostrado que la agricultura orgánica es tan efectiva en términos de rendimiento como los métodos convencionales.

Además, un metaanálisis en 2014 sobre agricultura orgánica versus agricultura convencional descubrió que las estimaciones anteriores de bajos rendimientos en granjas orgánicas se habían exagerado debido a las opiniones de la comunidad científica en ese momento. De hecho, tanto el cultivo múltiple como las rotaciones de cultivos en granjas orgánicas redujeron significativamente la supuesta disparidad de rendimiento entre los métodos de agricultura orgánica y convencional. Deberíamos considerar urgentemente invertir nuestros recursos económicos en tecnologías que promuevan la diversidad ecológica y la resiliencia.

La búsqueda de sistemas alimentarios alternativos es indudablemente urgente, ya que la producción de cultivos genéticamente modificados nos ha dejado con un problema mundial de soberanía alimentaria: ¿quién gobierna nuestro suministro de alimentos? Las empresas biotecnológicas y las empresas alimentarias aumentan constantemente su control sobre lo que comemos, mientras que las instituciones públicas por el desarrollo agrícola, como *Borlaugh's International Maize* y *Wheat Improvement Center* en México, sufren por una falta de financiación disponible. Ya que estas empresas pueden patentar su tecnología de semillas genéticamente modificadas, los agricultores ya no pueden guardar sus semillas y plantarlas en temporadas posteriores: una práctica honrada por el tiempo que ha continuado desde el inicio de la agricultura. Sin embargo, Dios creó las semillas de tal modo que puedan sustentar un suministro regular de alimentos al ser replantadas; esto es parte de su fundamento "diseñado para el amor" de nuestro mundo. Ahora, sin embargo, los agricultores que utilizan organismos genéticamente modificados tienen que comprar nuevas semillas y nuevos químicos cada año, a menudo aumentando sus deudas en el proceso. Y según el Servicio de Investigación Económica del USDA, entregar el control de las semillas a empresas privadas ha conducido, de hecho, a una disminución significativa en la cantidad de fondos destinados a la investigación y el desarrollo agrícola. Sabemos menos, pero estamos permitiendo que esas empresas ganen más.

Esta expansión del control del sector privado de nuestros suministros de semillas es esencialmente un monopolio de "los recursos genéticos de los que depende toda la humanidad". Podemos sobrevivir sin muchas cosas, pero indudablemente la comida no es una de ellas. En efecto, en países como India, la lucha contra los alimentos GM no se ocupa predominantemente de los efectos para la salud humana y medioambiental de estos cultivos, sino más bien sus defensores se enfocan en la seguridad y la soberanía alimentaria, y la libertad para las comunidades locales de controlar y determinar sus propias fuentes de alimentos.

La obtención de patentes sobre semillas transgénicas supone un gasto importante de dinero. Monsanto puede ganar millones de dólares al año aboliendo todos los hábitos de conservación de semillas de los agricultores en los Estados Unidos solamente, mientras que sus ganancias por los procesos judiciales contra agricultores que supuestamente han conservado sus semillas son igualmente elevadas. En los últimos años ha surgido una alarmante pauta según la cual algunos agricultores son procesados por estas empresas multimillonarias por el uso de semillas transgénicas, incluso si argumentan que sus tierras fueron, sin que ellos lo supieran, contaminadas por estos cultivos genéticamente modificados. Los equipos de investigación privados contratados por estas empresas de biotecnología, que rastrean el campo en busca de infracciones de patentes, han descubierto muchos de estos supuestos casos.

ALIMENTOS *REALES* Y VERDADEROS AVANCES CIENTÍFICOS

No estoy de ninguna manera en contra de la ciencia. Como alguien que ha pasado los últimos treinta años investigando la mente y el cerebro, tengo un gran aprecio por el método científico como una herramienta emocionante que nos permite descubrir cada vez más acerca de nuestro Dios examinando su magnífica creación. Sí creo que la biotecnología genéticamente modificada tiene un potencial de investigación significativo dentro de un laboratorio, lo que nos permite identificar genes particulares de manera aislada (como se hizo con el "arroz snorkel", que no logró crear una variedad de arroz resistente a inundaciones, pero proporcionó a los científicos una importante cantidad de información). Y ciertamente hay muchos científicos y organizaciones pro-OGM, como el Centro para la Aplicación de Biología Molecular a la Agricultura Internacional (CAMBIA, por sus siglas en inglés), que están desafiando el control corporativo privado de la tecnología de alimentos genéticamente modificados. Sin embargo, como una tecnología incierta que permite a grandes corporaciones tomar el control de nuestro suministro de alimentos, el proceso de la ciencia, e incluso la política, los alimentos GM representan una amenaza inminente para todos nosotros.

En lugar de *intentar* cambiar lo que Dios nos ha dado en la naturaleza, un uso mucho mejor de la ciencia en nuestro sistema alimentario es la ciencia que idea soluciones ingeniosas que *imitan la creación de Dios*. En los últimos años, la ciencia de la "biomimética" ha buscado hacer precisamente eso: imitar la genialidad que se encuentra en la naturaleza y, al mismo tiempo, respetar la intrincada complejidad de los ecosistemas de nuestro mundo. Esencialmente, este emocionante campo se enfoca en la "innovación inspirada por la naturaleza", o lo que a mí me gusta llamar innovación inspirada por el diseño de Dios. Granjeros, inventores e investigadores están haciendo continuamente avances increíbles en la producción sostenible y natural de alimentos, desde el uso de tanques de peces y verduras cultivadas en agua en invernaderos (conocidas como acuaponía), hasta prácticas que utilizan a vacas para imitar los patrones de pastoreo de los animales salvajes con el fin de revertir la desertificación al fertilizar el suelo, y hasta métodos multifacéticos de agricultura orgánica y cría de animales utilizados para secuestrar el exceso de carbono en la tierra, ayudando así a combatir el calentamiento global.

Por ejemplo, Will Allen, un agricultor orgánico con base en Milwaukee y fundador de *Growing Power*, "proporciona productos seguros, saludables y asequibles" para las comunidades utilizando una asombrosa variedad de técnicas científicas naturales: "digestión ácida, digestión anaeróbica de residuos alimentarios, remedios de biorremediación fitosanitaria y salud del suelo, sistemas de acuicultura de ciclo cerrado, vermicultura, compostaje a pequeña y gran escala, agricultura urbana y permacultura". Allen, cuyas granjas son increíblemente productivas, ha recibido legítimamente un doctorado honorario por su increíble contribución al campo de la biomimética". El ingenio de estos agricultores y productores de alimentos sostenibles puede compararse fácilmente con el que se encuentra en las oficinas, consultas y laboratorios de individuos que tienen muchos títulos detrás de sus nombres.

ES MOMENTO DE DEJAR EL SISTEMA

La manera de comer de la DAM es el producto de *decisiones* humanas. Muchos de nosotros no somos obligados a comer sus alimentos altamente procesados, ni tampoco deberíamos aceptar sus muchas enfermedades crónicas y millones de personas que pasan hambre. Al salir de este sistema, hacemos colectivamente que haya más posibilidad para otros menos afortunados que nosotros de tener acceso a alimentos *reales*, y remodelamos nuestro sistema alimentario dirigiéndolo hacia la salud otra vez. Sin embargo, antes de plantar un huerto en nuestro patio trasero, tenemos que plantar un huerto saludable en nuestra cabeza. En los capítulos siguientes te mostraré cómo *pensar* es la clave para que estés más sano y para un mundo más sano. Admitir que existe un problema con nuestro sistema alimentario global es el primer paso. Ahora es momento de dejar ese sistema y vencerlo en su propio juego.

Parte 2

¡DÉJALO!

8

MENTALIDAD Y COMIDA

Ahora ya tendrás un cuadro detallado de un sistema alimentario mundial que se ha equivocado de modo devastador. Algunos podrían decir que tenemos todo lo que necesitamos para comenzar a tomar mejores decisiones como ciudadanos que compramos, comemos y votamos; pero, a menos que seamos capaces de identificar y cambiar nuestra mentalidad acerca de la comida, toda esta información no servirá de nada.

Supongamos, por ejemplo, que tu mentalidad incluye creencias como las siguientes: *Lo que la Dra. Leaf llama alimentos reales serán difíciles de encontrar, son caros, y saben a aserrín. Las hamburguesas con queso me hacen sentir bien.* Estas ideas profundamente arraigadas causarán que descartes gran parte de lo que he dicho. O supongamos que te sientes desalentado y crees esto: *No hay nada que yo pueda hacer con respecto al negocio mundial de la comida. Es demasiado grande, y yo soy muy pequeño.* Esa emoción y esa creencia también pueden provocar un cortocircuito a tu disposición a pasar a la acción.

Como la mentalidad es tan importante para lo que hacemos realmente, la parte 2 está dedicada a la mentalidad que está detrás de la comida y a la comida detrás de la mentalidad. ¿Cómo afectan los pensamientos al comer, y cómo el comer afecta los pensamientos?

LA MENTALIDAD DETRÁS DE LA COMIDA

Los estudios muestran que entre el 75 y el 98 por ciento de nuestras actuales enfermedades y problemas mentales, físicos, emocionales y conductuales provienen de nuestros pensamientos; solamente entre el 2 y el 25 por ciento provienen de una combinación de genética y lo que entra en nuestro cuerpo mediante la comida, medicamentos, polución, químicos, etc. Estas estadísticas muestran que la mentalidad que está detrás de la comida (el *pensamiento* detrás de la comida) desempeña un papel dominante en el proceso de los problemas de salud humana relacionados con la comida: aproximadamente el 80 por ciento. De ahí el título de este libro: tienes que *pensar* y comer de manera inteligente, feliz y sana.

Dios nos ha dado una mente sana y "juiciosa" (2 Timoteo 1:7). Tenemos la mente de Cristo que nos permite pensar bien (1 Corintios 2:16). Aprenderás acerca del enorme impacto que tiene el pensamiento sobre el cerebro y el cuerpo cuando *escoges* y comes alimentos. Sin duda, el poder de nuestra mente para pensar y escoger es increíble. Como Dios nos dio esta poderosa capacidad de pensar, sentir y escoger, por lo tanto, tenemos la responsabilidad de entender esta capacidad y utilizarla bien en cada aspecto de nuestras vidas, incluyendo lo que decidimos comer y cómo comemos (1 Corintios 10:31).

Si no tenemos una mente sana, entonces ninguna otra cosa en nuestras vidas estará sana, incluyendo nuestros hábitos alimenticios. Esta discusión sobre el impacto del *pensamiento* en la comida incorpora los elementos de elección y sus consecuencias (Deuteronomio 30:19), llevar todo pensamiento cautivo a Cristo (2 Corintios 10:5), renovar la mente (Romanos 12:2), ser guiados por el Espíritu Santo

(Romanos 8:5-6), respetar el templo que Dios nos ha dado (Salmos 139:14; 1 Corintios 3:16-17; 6:19-20; 2 Corintios 6:14-18; 1 Pedro 2:5), y respetar la tierra y los animales que Dios nos ha confiado (Génesis 1:26; Levítico 25:23; Salmos 24:1-2; 50:9-12; Juan 1:3; 3:16-17; Colosenses 1:16-17).

LA COMIDA DETRÁS DE LA MENTALIDAD

Aunque el cerebro constituye solamente el 2 por ciento del peso de nuestro cuerpo, consume el 20 por ciento de la energía total (oxígeno) y el 65 por ciento de la glucosa; lo que comemos afectará directamente la capacidad del cerebro de funcionar a escala importante. Tu cerebro tiene "primera opción" sobre todo lo que comes. Yo lo llamo el "factor del 20 por ciento", o la comida detrás del pensamiento, y subraya el hecho de que cómo y qué comemos afecta nuestra mente, nuestro cerebro y nuestro cuerpo.

Aunque este factor es tan solo el 20 por ciento de la historia, no puedes comer simplemente lo que tengas ganas y esperar que tu vida mejore si tienes buenos pensamientos. Por el contrario, Dios nos quiere sanos en nuestro espíritu, nuestra alma y nuestro cuerpo (1 Corintios 6:19-20; 1 Tesalonicenses 5:23; 3 Juan 1:2). Los tres son importantes y se supone que hemos de trabajar de manera integrada, influenciando y alimentando el uno al otro de modo cíclico.

El pensamiento está fundamentalmente entrelazado con nuestra salud mental y física. De hecho, una de las cosas que aprenderás en la parte 2 es que si comes mientras te sientes sensible, tu cuerpo no digiere correctamente la comida. Si piensas bien comerás bien, y si comes bien pensarás bien.

Espero que hayas comenzado a ver el razonamiento que hay detrás de comer y nuestra responsabilidad espiritual y física de seguir una dieta saludable. Muchas personas me preguntan: "Si nuestra mente es tan poderosa, ¿por qué importa lo que como?". Algunos individuos incluso han declarado con entusiasmo: "Puedo comer lo que yo quiera y orar para que Dios lo bendiga en mi cuerpo, aunque sé que no es sano". Indudablemente, eres libre para escoger, pero no eres libre de las consecuencias de tus decisiones.

Quienes podemos permitirnos comprar comida de mejor calidad, cuando entendemos cuán disfuncional es nuestro actual sistema alimentario tenemos la responsabilidad de cambiar nuestra manera de comer. Hacer la vista gorda por causa de la conveniencia no es adorar a Cristo en todo lo que hacemos (1 Corintios 10:31). Tomar esta decisión indica una falta de respeto y una mala administración de nuestro propio cuerpo y de las bendiciones de la tierra que Dios ha provisto amorosamente. No podemos orar para que Dios convierta nuestro pastel en col rizada. Esto puede sonar duro, pero la realidad de lo que comemos es verdaderamente cuestión de vida y muerte. No podemos sobrevivir, y mucho menos desarrollarnos y prosperar, sin una nutrición adecuada.

Y la situación es urgente. Como vimos en la parte 1, la DAM se ha transformado en la dieta industrial mundial. Aunque hay personas en otros países que desaprueban la comida rápida y la cultura televisiva estadounidenses, esta dieta ha invadido prácticamente todos los países. Como mencionamos anteriormente, por desgracia es una de las exportaciones más grandes de Estados Unidos. Diariamente, cada vez más de nosotros consumimos alimentos que destruyen en lugar de nutrir nuestro cuerpo y también nuestro planeta. Cambiar nuestra mentalidad detrás de la comida, y la comida detrás de la mentalidad, es un problema *global*.

Sin embargo, en este libro no voy a darte una lista de qué comer y qué no comer para mejorar la salud del cerebro y del cuerpo. Voy a enseñarte a *pensar acerca de qué y cómo comes*. La idea de escribir otro libro sobre dietas que puedas leer y utilizar por algunas semanas, con mínimos cambios en el largo plazo en tu vida, no me interesa. Como terapeuta clínica y científica, quiero ayudarte a hacer cambios duraderos en *todas* las áreas de tu vida, enseñándote a utilizar tu mente tan asombrosa. No tienes que ser nutricionista para saber cómo comer. Tienes que aprender a *pensar* antes de comer.

RENUEVA TU MENTE, RENUEVA TU PLATO

Como cultura, nos hemos acostumbrado tanto a nuestro actual sistema alimentario de la DAM mundial, que se ha convertido en una parte de nuestra mente no consciente. ¿Cuándo fue la última vez que pensaste en qué comió la gallina que puso los huevos que tú comes? ¿O cómo se hizo el cereal azucarado para el desayuno que tienes en tu despensa? ¿O cuánto tiempo hace que se recolectó la lechuga cortada y empaquetada que ves en el supermercado? Es un sistema alimentario aprendido y al que estamos habituados.

La mayoría de nosotros ni siquiera nos detenemos y *pensamos* en los principios de barato, fácil y rápido sobre los cuales se basa este sistema. El negocio de la DAM, desde supermercados hasta restaurantes de comida rápida, no dominaba el paisaje alimentario hace cincuenta años atrás y, sin embargo, en unas pocas décadas ha arrebatado la parte más importante de comer: *el pensamiento ha sido suplantado por la conveniencia.*

En la parte 1 vimos que con la industrialización a gran escala de nuestro sistema alimentario, llegó el gran comercio agrícola dominado por la lógica de la economía en el corto plazo y grandes campañas de publicidad para que los beneficios siguieran siendo altos. Una cosa que veremos en los siguientes capítulos es que la investigación sobre la mente muestra cómo la publicidad ha cambiado nuestros pensamientos sobre lo que es la comida y cómo, cuándo y dónde comerla. Hemos sido moldeados sutilmente por una cultura de conveniencia.

Sin embargo, no estamos condenados a seguir el camino de la DAM. Dios ha diseñado nuestra mente para que controle nuestro cerebro; ¡nuestra biología no nos controla! Cuando cambiamos nuestra mente, cambiamos nuestro cerebro; y nuestro cuerpo sigue esa senda. Podemos deshacer los efectos de la publicidad.

9

TOMAR RESPONSABILIDAD

Nuestro primer paso para deshacer los efectos de toda una vida de recibir publicidad es enfrentar el hecho de que nos ha sucedido a nosotros, y tenemos que decidir en nuestra mente tomar responsabilidad de lo que comemos. El cerebro obedece las órdenes de la mente: donde va la mente, el cerebro sigue. Lo que piensas afecta lo que comes, y lo que comes afecta lo que piensas.

Hay innumerables estudios de investigación en revistas, en el internet, en los medios de comunicación y en librerías que destacan el impacto que tienen el *pensamiento* y la *dieta* sobre el cerebro y el cuerpo. Ahora podemos decir con certeza que el consumo de alimentos de la DAM altamente procesados y llenos de azúcar, sal y grasa contribuye a mayores niveles de obesidad, enfermedad cardiovascular, diabetes, Alzheimer, accidentes cerebrovasculares, alergias, autismo, dificultades del aprendizaje y trastornos autoinmunes. Y la lista podría continuar.

Aunque estamos viendo una creciente conciencia pública sobre los efectos que tienen las elecciones de estilo de vida sobre nuestra salud, se siguen construyendo establecimientos de comida rápida y supermercados en todo el planeta. ¡En mi propio barrio han abierto cuatro nuevas cadenas de supermercados en los últimos meses!

UNA PARED MENTAL

Muchos individuos no saben, o no quieren reconocer, cuán disfuncional es realmente nuestro sistema alimentario. Mientras escribía este libro, a menudo mantuve conversaciones sobre alimentos y comer sano con los pastores, líderes, conductores, y otras personas maravillosas que he tenido la oportunidad de conocer durante mis viajes. Estas personas son compasivas y amorosas, y sin embargo la mayoría de ellas no sabían que nuestro sistema alimentario estaba tan alejado de sus propias creencias y valores.

Incluso cuando hablo de estos temas sobre la plataforma, a menudo me enfrento cara a cara con una pared mental. Nunca deja de sorprenderme, por ejemplo, que cuando hablo sobre los peligros de los refrescos, que causan daño estructural en el cerebro, varias personas entre la audiencia siempre visitan la máquina expendedora y compran latas de refresco durante el receso para el almuerzo. En efecto, el camerino normalmente está lleno de esas bebidas: muchos de los visitantes agarran una y bromean: "¡No dejes que Caroline te vea con eso!". Tras beber un refresco no solo tendrás un colon distendido y un pico de insulina, sino que también reducirás tu nivel de CI (Coeficiente Intelectual), experimentarás confusión mental, someterás a tu cuerpo a un estrés tóxico, y contribuirás a la destrucción de los recursos naturales de la tierra. ¿Cómo se puede considerar eso respeto por nuestro cuerpo como templo vivo de Dios? ¿Estamos siendo buenos administradores según la Biblia?

En última instancia, el sistema alimentario industrial de la DAM domina nuestro mundo. Los padres llevan a sus hijos a restaurantes de comida rápida en el tiempo entre las clases escolares y su siguiente actividad deportiva. Las personas llenan sus carritos de la compra de alimentos que contienen ingredientes extraños que nadie sabe pronunciar, o que nunca se han oído en ninguna cocina común y corriente. Muchos restaurantes ni siquiera saben cómo se criaron sus gallinas o cómo se cultivaron sus verduras. Las funciones de la iglesia son hervideros de comida rápida, conveniente y altamente procesada. Las organizaciones benéficas y la ayuda alimentaria siguen perjudicando la producción local de alimentos saludables en naciones en desarrollo con alimentos procesados importados, a pesar de las buenas intenciones.

LA ÚNICA COMIDA BALANCEADA

Necesitamos tomar *responsabilidad personal* de lo que ponemos en nuestros platos. Si comemos siguiendo la DAM en muy, muy contadas ocasiones, podemos descansar seguros sabiendo que Dios, a su manera amorosa y misericordiosa, ha integrado sistemas de respaldo en nuestro cerebro y nuestro cuerpo que nos sacarán del peligro potencial. Después de todo, ¡estresarnos por lo que comemos es tan malo para nuestra salud como comer alimentos poco sanos! Sin embargo, si continuamos *a sabiendas* por la senda de comer productos parecidos a alimentos en lugar de alimentos *reales* meramente porque preferimos utilizar nuestro dinero para comprar ese nuevo iPhone, no deberíamos sorprendernos cuando las consecuencias estén lejos de lo que deseamos.

Es una necedad creer que podemos vivir nuestra vida como queramos y, cuando surjan problemas médicos, visitar corriendo a nuestro médico y nuestro dietista para encontrar un arreglo rápido, preguntar a Dios por qué nos ocurre eso, y decir a todo el mundo que estamos bajo un ataque espiritual. *Siempre* estamos bajo ataque espiritual en *todos* los frentes. Pablo dice que estamos *en* una guerra, no yendo a la guerra (Romanos 7:23; Efesios 6:11-13; 2 Tesalonicenses 1:4). Somos parte de esta batalla de restauración: somos llamados a ser herederos, soldados y sumos sacerdotes de Dios, extendiendo su amor y su perdón en el mundo; eso es lo que significa ser verdaderos seguidores de Cristo, que mostró el amor y la misericordia de Dios al mundo conquistando el pecado y la muerte (Juan 14:12-14; Hebreos 4:14; 1 Pedro 2:9). Somos llamados a traer el cielo a la tierra, y eso no ocurre sin que haya lucha (Mateo 6:9-13).

De hecho, creo que una mentalidad aterradora entre muchos cristianos en la actualidad es tener una perspectiva generalizada del mundo como caído y sin esperanza, a pesar de que Cristo ya ha hecho nuevas todas las cosas (2 Corintios 5:17; Apocalipsis 21:5). Dios nos ha dado la responsabilidad de cuidar de la tierra; el mundo entero está esperando a que los cristianos se apropien plenamente de su identidad como herederos de Dios y tomen responsabilidad de la creación (Romanos 8:19-22).

El mundo está *siendo restaurado*; una restauración que comenzó con Cristo y será completada con Cristo, y por medio de nosotros como sus herederos. No fuimos creados para ser meros espectadores, quejándonos de las cosas malas que vemos o que oímos y exclamando que no podemos esperar a llegar al cielo y dejar atrás esta miserable tierra. Sin embargo, debemos traer el cielo a la tierra, aplicar el amor de Dios a las cosas terribles que nos hacen querer meter la cabeza en la tierra como si fuéramos avestruces espirituales: cosas terribles como nuestro sistema alimentario corrupto. Cuando sabemos, tenemos la responsabilidad de actuar (Santiago 4:17). Como cristianos no podemos decir que es imposible escapar a la DAM o cambiarla, a la vez que esperamos que dar las gracias antes de comer hará que sea saludable. La gracia real no solo se expresa antes de comer; la gracia real *es la comida*.

No estoy intentando hacerte sentir culpable. Las emociones negativas tan solo empeorarán las cosas y, para colmo, te causarán una terrible indigestión. Escribo estas palabras con un espíritu de convicción, no de condenación, porque somos destruidos "por falta de conocimiento" (Oseas 4:6). La destrucción es algo horrible y final. Intento aumentar tu consciencia advirtiéndote de los peligros de poner basura en tu mente *o en tu cuerpo*. Sé que la vida es desafiante; sin embargo, también sé que Dios es más grande que nuestras luchas; nada es imposible para Él (Mateo 19:26). Y Jesús mismo dijo que Dios se interesa por lo que comemos al igual que se interesa por el alimento de las aves y de todas las criaturas vivas (Mateo 6:26).

Esencialmente, *pensar* sobre el impacto de tus elecciones de estilo de vida tendrá una profunda influencia sobre la salud de tu espíritu, tu alma y tu cuerpo. Sé que estoy insistiendo en este punto y, sin embargo, ciertamente no puede decirse demasiadas veces: la única comida balanceada es una que incluye tus *pensamientos*.

PIERDE LA MENTALIDAD, PIERDE EL PESO

Al tomar responsabilidad del estado de nuestro cuerpo, surge esta pregunta: ¿cuál es un peso saludable para nosotros? Los científicos piensan en esto en términos de índice de masa muscular (IMC), una ratio entre peso y altura. Por desgracia, todavía se sigue debatiendo cuál es exactamente un IMC saludable. Según un creciente conjunto de estudios, un IMC saludable puede ser tan alto como 35, contrariamente a los dogmas científicos sostenidos por mucho tiempo que han definido lo que se considera tener sobrepeso y ser obeso. Estos descubrimientos tal vez no son sorprendentes a la luz de las obras de arte de los periodos del Renacimiento y el Barroco, por ejemplo, cuando se retrata frecuentemente a las mujeres según normas que muchos de nosotros consideraríamos sobrepeso u obesidad.

El IMC es una escala imperfecta, ya que no toma en consideración muchos factores relacionados con nuestro peso, como el porcentaje de grasa muscular. Vestir una talla pequeña no significa necesariamente que estemos sanos, igual que una etiqueta orgánica no significa necesariamente que ese alimento sea sano. Todos somos creados diferentes y de modo único a imagen de Dios.

Sin embargo, este alejamiento de ideas sostenidas popularmente acerca del IMC no es una excusa para quedarte tumbado en el sofá y atiborrarte de productos parecidos a alimentos como refrescos y comida rápida. Indudablemente, hay un punto en el que ser obeso o tener sobrepeso es dañino para la salud, y la falta de ejercicio afecta negativamente el bienestar tanto físico como mental. Los alimentos procesados de la DAM tienen muchos efectos negativos para la salud. Nuestros máximos objetivos, por lo tanto, deberían ser una dieta saludable y un estilo de vida que nos nutra y nos sostenga, no un cuerpo de supermodelo que está definido por normas culturales superficiales.

Es cierto que puedes bajar de peso haciendo una dieta o tomando una píldora; sin embargo, esa pérdida de peso sacude tu cuerpo a la vez que tu mente sigue atrincherada en viejos patrones acerca de comer. El efecto es de corto plazo en el mejor de los casos. Sin embargo, cuando entendemos y eliminamos los hábitos, las mentalidades y las indicaciones que dan como resultado una manera de comer incorrecta y comer en exceso, verdaderamente podemos hacer cambios *sostenibles* de estilo de vida basados en una manera de comer balanceada y basada en el pensamiento.

Entonces, ¿cómo remodelamos nuestras mentalidades y hábitos? Eso es lo que necesitamos considerar a continuación.

10

EL ENCUENTRO DE LAS MENTES

Por muchos años investigué, desarrollé y probé una teoría que delinea lo que es la mente y cómo pensamos y construimos memoria a fin de aprender. Describí esta teoría, La Teoría Geodésica de Procesamiento de Información, como la ciencia del pensamiento, la cual he aplicado de muchas maneras con mis pacientes y en mi investigación a lo largo de los últimos treinta años. Basándome en esta teoría, en los capítulos siguientes explicaré cuán fácil es para nosotros quedar enredados en patrones de pensamiento incorrectos cuando no supervisamos lo que entra en nuestra mente. También comenzarás a entender cómo las mentalidades se convierten en mentalidades (que en realidad son recuerdos arraigados con emociones asociadas, y por lo tanto equivalen a una actitud) e influyen en nuestras percepciones.

Si miras este esquema de La Teoría Geodésica de Procesamiento de Información, verás que tu mente se divide en dos partes: la metacognitiva no consciente y la cognitiva consciente. También verás una sección que se llama el nivel simbólico, que representa nuestros sentidos y lo que decimos y hacemos. En la franja inferior del modelo verás cajas de texto que representan lo que está ocurriendo en el cerebro, o relaciones neurales, como resultado de la mente en acción.

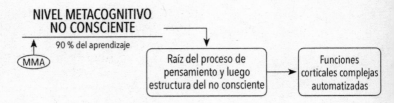

NIVEL METACOGNITIVO NO CONSCIENTE

90 % del aprendizaje

(MMA)

Raíz del proceso de pensamiento y luego estructura del no consciente → Funciones corticales complejas automatizadas

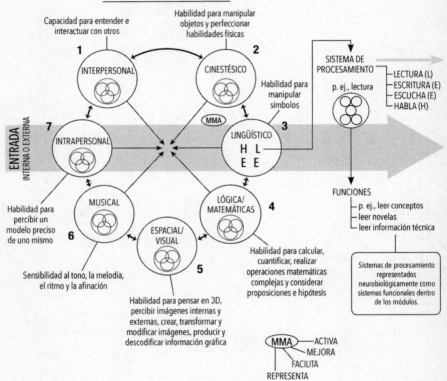

1-7 MÓDULOS METACOGNITIVOS

Capacidad para entender e interactuar con otros

Habilidad para manipular objetos y perfeccionar habilidades físicas

1 INTERPERSONAL

2 CINESTÉSICO

Habilidad para manipular símbolos

(MMA)

7 INTRAPERSONAL

ENTRADA INTERNA O EXTERNA

3 LINGÜÍSTICO
H L
E E

SISTEMA DE PROCESAMIENTO
p. ej., lectura
— LECTURA (L)
— ESCRITURA (E)
— ESCUCHA (E)
— HABLA (H)

Habilidad para percibir un modelo preciso de uno mismo

6 MUSICAL

5 ESPACIAL/ VISUAL

4 LÓGICA/ MATEMÁTICAS

FUNCIONES
p. ej., leer conceptos
— leer novelas
— leer información técnica

Sensibilidad al tono, la melodía, el ritmo y la afinación

Habilidad para pensar en 3D, percibir imágenes internas y externas, crear, transformar y modificar imágenes, producir y descodificar información gráfica

Habilidad para calcular, cuantificar, realizar operaciones matemáticas complejas y considerar proposiciones e hipótesis

Sistemas de procesamiento representados neurobiológicamente como sistemas funcionales dentro de los módulos.

(MMA) — ACTIVA
— MEJORA
— FACILITA
REPRESENTA

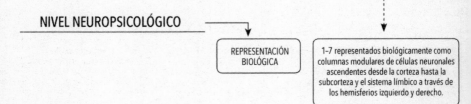

NIVEL NEUROPSICOLÓGICO

REPRESENTACIÓN BIOLÓGICA

1–7 representados biológicamente como columnas modulares de células neuronales ascendentes desde la corteza hasta la subcorteza y el sistema límbico a través de los hemisferios izquierdo y derecho.

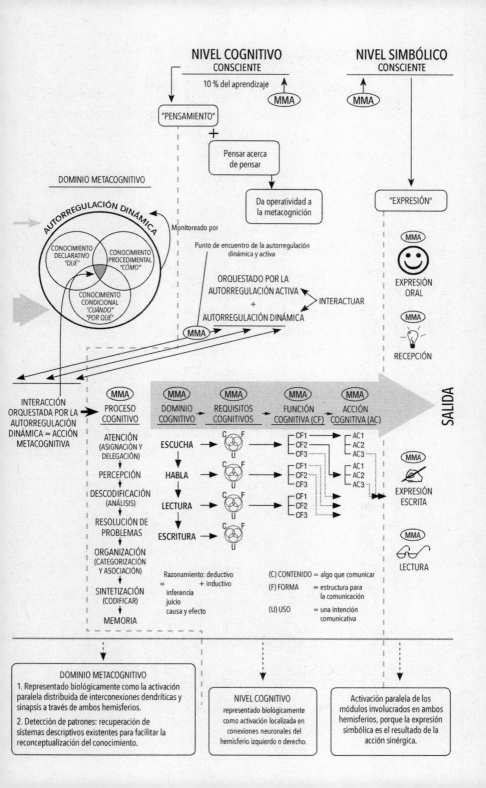

Cuando estás pensando, decidiendo y formando pensamientos o recuerdos, tu mente está "en acción". La mente está separada del cerebro y cambia la biología del cerebro. Una mente en acción cambia la estructura física de tu biología cerebral. Este proceso se llama *neuroplasticidad* y es algo que he estado estudiando durante los treinta últimos años. Aunque la idea de la neuroplasticidad fue rechazada en la década de 1980 cuando la sabiduría prevaleciente era que el cerebro no podía cambiar (un daño cerebral siempre sería un daño cerebral), obtuvo validez a mitad de la década de 1990 y ahora se debate en la comunidad científica.

Sin embargo, el cerebro solamente cambia debido a la acción que se produce entre la mente no consciente y la mente consciente. Cuando piensas acerca de lo que estás escuchando, oliendo, tocando, gustando o mirando, tus mentes no consciente y consciente pasan a la acción de alta energía y tus genes responden encendiéndose y apagándose (activándose y desactivándose), creando proteínas que se forman como estructuras parecidas a árboles llamadas dendritas, las cuales son recuerdos. Literalmente integras pensamientos en tu cerebro, transformando así el paisaje biológico de tu cerebro.

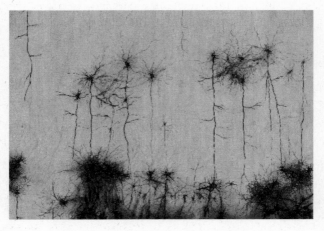

"Árboles mágicos de la mente", Golgi Stain

Mientras más piensas en algo, más se desarrolla tu memoria con respecto a ese asunto. De hecho, durante un periodo de veintiún días, la memoria de corto plazo se convierte en memoria de largo plazo. Son necesarios otros cuarenta y dos días (dos ciclos más de veintiún días) para automatizar esa memoria de largo plazo y convertirla en un hábito. Esto significa que se requiere un mínimo de sesenta y tres días para formar un hábito y no veintiuno, como se cita a menudo.

Hay una interacción interesante que tiene lugar entre la mente no consciente increíblemente rápida, con sus trillones de recuerdos, y la mente consciente, que es más lenta y más evaluadora pero *igualmente poderosa*. La mente consciente evalúa la información entrante desde los cinco sentidos; sin embargo, lo hace mediante los lentes de cuatro a siete pensamientos insertados que han pasado de la mente no consciente a la mente consciente en cualquier momento. Los acontecimientos actuales son examinados en términos de recuerdos existentes y relacionados. Lo que ya hemos integrado en nuestra mente determina cómo comprenderemos nueva información, y tomaremos decisiones al respecto.

En los siguientes capítulos explicaré mi teoría con más detalle, finalizando con una analogía que te mostrará cómo se aplica a la comida que decidimos comer.

NIVEL METACOGNITIVO NO CONSCIENTE DE LA MENTE

El nivel metacognitivo no consciente de la mente, que está arriba a la izquierda del primer gráfico, es increíblemente extenso. Está por encima de las limitaciones del espacio y el tiempo, y opera de modo cuántico: sin límites, interrelacionado y simultáneo. Es donde los recuerdos guardados interactúan de manera dinámica, estableciendo tus sistemas de creencia y moldeando tu singularidad, lo cual denomino el factor-I.

Esencialmente, tu factor-I es tu yo perfectamente creado. Es tu singularidad como ser humano creado a imagen de Dios (Génesis

1:26) y todas las decisiones que has tomado, las cuales han creado cambios genéticos añadiendo así capas al núcleo de *quien tú eres*. Estas capas te enriquecen si son capas guiadas por el Espíritu Santo, o te aminoran si decides creer las mentiras del enemigo. A quién *decides* escuchar es vitalmente importante en términos de la calidad y el nivel de verdad que integras en tu mente no consciente. Donde va tu mente, el cerebro sigue.

La mente no consciente es responsable de entre el 90 y el 99 por ciento de tu actividad mental. Por ejemplo, de los diez millones de bits por segundo procesados mediante el ojo, solo un máximo de cincuenta bits por segundo son procesados conscientemente. La mente no consciente opera veinticuatro horas al día a velocidades fantásticas, aproximadamente a un quintillón (10^{18}) de bits por segundo a nivel sináptico y a un octillón (10^{27}) de bits por segundo a nivel microtubular, para todo el cerebro. Sin duda, la mente es verdaderamente magnífica. Es el director de orquesta, que se comunica entre sus componentes biológicos como una hermosa pieza de música.

La mente no consciente impulsa e influencia la mente consciente, lo cual significa que es la parte dominante de la mente. Cuando un pensamiento es plantado y se convierte en un hábito en la mente no consciente, moldeará nuestra percepción de cualquier cosa relacionada con ese pensamiento. Esta naturaleza interrelacionada de la mente le da un nivel de significado totalmente nuevo a Santiago 1:21: *La palabra implantada, la cual* [salvará] *vuestras almas* (RVR-60). Lo que tienes guardado en tu mente no consciente dará forma a tu percepción de la realidad.

La mente no consciente está conectada con la parte espiritual de quien tú eres. Lo que eso significa es que Dios ya ha proporcionado respuestas para nuestros problemas (incluyendo qué comer, cómo comer, y para cualquier clase de trastorno de la alimentación). Todo lo que necesitamos para nuestro futuro ya está completado (Isaías

46:10), y es todo bueno (Génesis 1:31). Las respuestas ya son accesibles para nosotros por medio del Espíritu Santo (Juan 16:13).

De hecho, el pasado, el presente y el futuro no son variables fijas en la mente no consciente, lo cual significa que no están limitados por el tiempo. Esencialmente, la mente no consciente trabaja sobre principios cuánticos, que no siguen la regla normal del tiempo en la física clásica. El pasado, el presente y el futuro se afectan el uno al otro, muy parecido a lo que le sucedía al personaje de Denzel Washington en la película *Déjà Vu*. Al implantar la Palabra en tu alma (mente), ¡afectas tu pasado, tu presente y tu futuro!

Sin embargo, necesitamos *decidir* implantar estas realidades espirituales en nuestra mente no consciente para "salvar nuestras almas" (Santiago 1:21). Cuando comencemos a hacer eso, comprenderemos verdaderamente cómo la obra de la cruz creó nuestro futuro: *Porque yo conozco los planes* [pensamientos] *que tengo para ustedes —afirma el Señor—, planes de bienestar y no de calamidad, a fin de darles un futuro y una esperanza* (Jeremías 29:11).

EL NIVEL COGNITIVO CONSCIENTE DE LA MENTE

El nivel consciente de la mente, que está representado en el medio del esquema anterior, es responsable de cerca del 1 al 10 por ciento de nuestra actividad mental. Es mucho más calmado que la mente no consciente pero igualmente poderoso. Por ejemplo, opera solo a cincuenta bits por segundo mediante los ojos, comparado con el total de diez millones de bits por segundo. Depende de la mente no consciente, que es la fuente de nuestra singularidad individual y, por lo tanto, es influenciado por lo que está guardado en la mente no consciente. La mente consciente solamente opera cuando estamos despiertos, y es la parte de nosotros que piensa y decide de modo consciente y deliberado. Tenemos la capacidad, con nuestra mente consciente, de cambiar y reconceptualizar recuerdos implantados; *esto significa que podemos cambiar y vencer los hábitos alimenticios tóxicos.*

Recuerda que 2 Timoteo 1:7 dice que no tenemos un espíritu de temor sino de amor, de poder, y una *mente juiciosa*. El núcleo del diseño de nuestros niveles de mente consciente y no consciente se basa en estas segundas cualidades. Estamos diseñados esencialmente para pensar y decidir bien; ¡somos creados a imagen de un Dios poderoso y amoroso! Esto se denomina "el sesgo de optimismo" en la ciencia. Debido a este sesgo, los recuerdos pueden ser rediseñados a voluntad en una dirección positiva.

Esta potente capacidad para rediseñar o reconceptualizar nuestros pensamientos, sin embargo, puede tener lugar solamente cuando esos recuerdos pasan de la mente no consciente a la mente consciente; o sea, cuando somos conscientes de nuestros pensamientos. Como dice la Escritura, debemos llevar cautivo *todo pensamiento* (2 Corintios 10:5). Tenemos que *decidir* cambiar nuestra mente.

Nuestra mente consciente actúa sobre una base secuencial de "una cosa cada vez", dentro del contexto de los principios de la física clásica; por lo tanto, el nivel consciente de la mente está limitado por el espacio y el tiempo. Este marco espacio-tiempo nos permite dirigir totalmente nuestra atención, enfocar nuestras reflexiones, y aplicar un esfuerzo repetido, diligente y riguroso a un asunto en particular (incluyendo lo que comemos), lo cual conduce al verdadero aprendizaje. Esto se denomina Efecto Cuántico Zenón (QZE, por sus siglas en inglés) en la física cuántica. Sé que puede parecer un fenómeno muy complejo y extraño; sin embargo, es esencialmente lo que sucede cuando repetidamente prestamos atención y procesamos información. Pensar constantemente en algo o escuchar algo crea un cambio genético, y tiene lugar el aprendizaje. Esto puede suceder con todo: cuando estamos expuestos constantemente a mensajes sobre comida rápida, por ejemplo. Estos pensamientos quedan atrincherados e implantados en nuestra mente.

El QZE está en consonancia con Proverbios 4:20-22. En este pasaje, el autor clama: *Hijo mío, atiende a mis consejos; escucha* atentamente *lo que digo. No pierdas de vista mis palabras; guárdalas muy dentro de tu corazón. Ellas dan vida a quienes las hallan; son la salud de todo el cuerpo* (énfasis añadido). Tener una mente, un cuerpo y un espíritu sanos comienza en la mente, cuando empezamos a implantar patrones de *pensamiento* saludables de estilo de vida en nuestra mente no consciente y decidimos actuar en consonancia mediante nuestra mente consciente. Este es un escenario verdaderamente esperanzador que muestra la amorosa gracia y misericordia de Dios. Cuando comprendemos cómo hemos integrado una mentalidad poco sana, podemos desintegrarla y sustituirla por una mentalidad saludable y transformadora. Y esta capacidad para cambiar el paisaje de nuestro cerebro se aplica también a todos los pensamientos, ¡no solo pensamientos sobre comida! Dios nos diseñó realmente con la capacidad asombrosa para renovar nuestra mente (Romanos 12:2).

EL NIVEL DE LOS SENTIDOS

El nivel de salida simbólico, la tercera sección del diagrama de mi teoría, incorpora los cinco sentidos mediante los cuales nos expresamos a nosotros mismos y experimentamos el mundo. Estos sentidos son el puente entre el mundo exterior en el que habitamos y el mundo interior de nuestra mente. Experimentamos los acontecimientos y las circunstancias de nuestras vidas mediante nuestros sentidos, incluyendo lo que gustamos, qué comida olemos, qué alimentos y anuncios de comida vemos, qué comerciales de comida escuchamos, y qué alimentos tocamos. Nuestros sentidos son, por lo tanto, un campo de batalla alimentario, y tenemos que *escoger* lo que permitiremos que entre en nuestra mente.

UN CÍRCULO PERFECTO

El Modelo Geodésico de Procesamiento de Información actúa como un círculo perfecto. La información de los acontecimientos y las circunstancias de la vida (incluyendo mensajes publicitarios sobre comida y las últimas dietas relámpago) entra por medio de nuestros cinco

sentidos y es recibida por el nivel cognitivo consciente. Esta información entrante activa los cuatro a siete recuerdos o mentalidades relacionados para que pasen del nivel no consciente al nivel consciente de
la mente. Estas mentalidades, sistemas de creencia o grupos de pensamientos ya existentes con sus emociones y actitudes entrelazadas,
como mencioné anteriormente, dan forma al modo en que percibimos
y pensamos acerca de la información entrante. Cuando prestas atención repetitiva, dirigida y enfocada a ese pensamiento, se construye
un recuerdo en el corto plazo. A lo largo del tiempo (sesenta y tres
días para ser precisos, como mencionamos anteriormente) se convertirá en un recuerdo automatizado (un hábito) y pasará a la mente no
consciente, influyendo dinámicamente en la mente consciente. Y así
continúa el círculo perfecto.

LA MENTE VERSUS LA GRAN INDUSTRIA ALIMENTARIA

Un ejemplo alarmante de este círculo es la publicidad de alimentos.
Las campañas publicitarias inundan tu mente consciente con información a través de tus cinco sentidos. Esta información sensorial está
diseñada para captar tu atención con efectos emocionales y visuales
que estimulan los sentidos, lo cual, a su vez, excita el cerebro. Esta
excitación ocurre cuando tu mente le dice a tu cerebro qué hay que
hacer con la información entrante, estableciendo las condiciones
ideales para construir memoria. Además, el factor de repetición en
la publicidad de alimentos de manera continua a través de diversos
medios, como vallas publicitarias, radio, exhibiciones en centros
comerciales, revistas, periódicos, libros y el internet, logrará plantar
y automatizar estos recuerdos en tu mente no consciente; pero solo
si decides prestarles atención con tu mente consciente. Esto se debe precisamente a que cualquier cosa a la que prestes atención de manera
regular y continua se vuelve automatizada como parte del almacén de
memoria de largo plazo.

En efecto, debido a que tu mente no consciente dirige tu mente consciente, cualquier cosa que implantes en tu mente no consciente influye en tu mente consciente dentro del contexto del círculo del que hablamos antes. Este círculo actúa como un bucle de retroalimentación continuo, promoviendo los patrones de alimentación que hayas plantado en tu mente. Mientras más se enfoque el círculo en un pensamiento en particular, más fuerte se vuelve ese pensamiento.

¿SE QUEDAN LOS ANUNCIOS GRABADOS EN LA CABEZA?

¿Cómo se ve esto en la vida cotidiana? Aquí tienes un ejemplo: llevas a tus hijos a la escuela por la misma ruta todos los días, y ves y oyes los mismos anuncios de radio relacionados con la comida, vallas publicitarias y establecimientos de comida rápida. Cada día, esos anuncios de alimentos, diseñados con intención y carga emocional, siguen el círculo entre tu mente no consciente y tu mente consciente, y sus mensajes se refuerzan de manera rigurosa y disciplinada. Cuando llega el día sesenta y tres, esos mensajes sobre comida han pasado de ser recuerdos en el corto plazo a ser recuerdos en el largo plazo. En otras palabras, esta exposición repetida a la publicidad de comida hace que se produzca el aprendizaje, lo cual finalmente se vuelve parte de tu memoria de largo plazo; ha sido automatizado y convertido en un *hábito*. Realmente has cambiado tu estructura cerebral, que es neuroplástica, por medio de cambiar tu expresión genética con tus *pensamientos*. Este proceso es el Efecto Cuántico Zenón (QZE) del que hablé anteriormente. Has construido un recuerdo o mentalidad que dice: *Ahora tengo hambre. Los lugares de comida rápida venden comida sabrosa.* De repente sientes hambre, o tus hijos se quejan porque quieren comer algo, ¡y lo primero que piensas es en esa hamburguesa con queso que anunciaron en la radio!

Sin embargo, podemos vencer *conscientemente* estos hábitos alimentarios que están integrados en la mente consciente y renovarlos, como mencioné anteriormente. Muchos individuos en la comunidad

108 PIENSA Y COME DE MANERA INTELIGENTE

científica y en el mundo empresarial nos dicen que no podemos cambiar quiénes somos ni tampoco superar malos hábitos, que somos esencialmente víctimas que tienen enfermedades cerebrales. Sin embargo, si ponemos en consonancia la ciencia con la Palabra de Dios escrita y nuestras interpretaciones científicas están dirigidas por el Espíritu Santo, seremos capaces de ver un mundo glorioso en el que *podemos* cambiar y *podemos* superar cualquier cosa que aparezca en nuestro camino. Mediante nuestras decisiones, somos más que vencedores por medio de Jesucristo (Romanos 8:37). Cada vez que tomamos una decisión, colapsamos la probabilidad en una realidad. Convertimos lo que aún no ha sucedido en un pensamiento físico real, el cual a su vez impacta cada una de nuestras aproximadamente 75 a 100 billones de células. Este colapso de probabilidades a través de nuestras decisiones se llama el *efecto del observador* en la física cuántica; está ocurriendo todo el día mientras vivimos nuestra vida.

El ejemplo anterior destaca el poder *potencial* de los anuncios de alimentos, y la necesidad de que estemos constantemente en guardia (1 Corintios 16:13). Si no somos conscientes del impacto de nuestro entorno, sin querer estaremos convirtiendo probabilidades en realidades, realidades que tienen consecuencias muy reales. Esa hamburguesa de comida rápida que estás comiendo fue una probabilidad que se convirtió en una realidad con el primer bocado.

Debemos monitorear continuamente lo que pasa a través de nuestros cinco sentidos. Lo que piensas crecerá, y lo que cultivas es lo que haces (Proverbios 23:7). Esencialmente, cualquier cosa a la que prestes atención y pienses se convierte en parte de los recuerdos o mentalidades en tu mente no consciente, influenciando las decisiones que toma tu mente consciente. En efecto, la verdadera tragedia de la publicidad de comida en nuestro ejemplo es que este proceso disciplinado y repetido de construcción de memoria debería ser aplicado a nuestros pensamientos, nuestra tarea escolar, nuestros empleos, y otros pasatiempos saludables, y no al consumo de productos procesados y parecidos a alimentos de la DAM.

Por desgracia, una de las mentalidades más obstinadas con la que tenemos que lidiar nos dice que estamos demasiado ocupados para hacer el trabajo mental necesario para cambiar nuestros hábitos alimenticios y demasiado ocupados para preparar comidas en casa. A continuación, exploraremos esta "enfermedad de la prisa" con el objetivo de desarraigarla de nuestras mentes. También analizaremos el vínculo existente entre la enfermedad de la prisa y ver televisión, y exploraremos los efectos que la televisión tiene en nuestras mentalidades sobre la comida.

11

HORARIOS TÓXICOS Y TELEVISIÓN: ENEMIGOS GEMELOS DE NUESTRA MENTE

LA ENFERMEDAD DE LA PRISA

Ciertamente comprendo que muchos de nosotros vivimos vidas increíblemente ocupadas. Incluso llegaría tan lejos como para decir que muchos de nosotros tenemos lo que yo llamo horarios tóxicos: el descanso es un lujo que anhelamos frecuentemente. Y cuando se trata de comida, nuestro estilo de vida moderno y rápido ha producido la mentalidad que dice: *estoy demasiado ocupado para cocinar, y los alimentos preparados por lo menos me dan un poco de tiempo para hacer lo que quiero. Tan solo necesito un respiro.* Meter en el microondas ese plato para cenar y tener nuestro sillón cómodo preparado delante del televisor para ver el último programa sobre celebridades parece ser una actividad mucho mejor que meternos en la cocina intentando preparar algo comestible, sabiendo que después tendremos que limpiar todos esos utensilios. Después de un día de trabajo largo y difícil en nuestro cubículo o nuestra oficina, incluso la idea de preparar quinoa y partir unos tomates y pepinos frescos parece como si nos hubieran entregado una de esas tareas de veinte páginas que nos asignaban en la universidad.

Aunque la tecnología moderna ha facilitado nuestras vidas en muchos aspectos, ahorrando así tiempo para las cosas que nos gusta hacer; sin embargo, es una espada de doble filo. Como observa James Gleick en *Faster: The Acceleration of Just About Everything* [La aceleración de casi todo], estos avances de hecho han logrado que nos resulte más fácil trabajar *todo el tiempo*. Esencialmente vivimos bajo la dictadura del tiempo: el reloj se ha convertido en nuestro amo. Sin duda, podemos caer en la trampa de vivir bajo una sensación de urgencia innecesaria, lo cual puede colocarnos en modo estrés tóxico y hacernos enfermar, además de provocarnos una terrible indigestión. ¿Es sorprendente que cada vez más de nosotros suframos incómodos trastornos estomacales?

Esta enfermedad de la prisa dirige ahora una parte significativa de nuestras vidas cotidianas, desafiando el valor de una buena comida preparada en casa con ingredientes frescos, con *alimentos reales*. Sentarnos delante del televisor y ver conversaciones profundas sobre rupturas de famosos teniendo en nuestras manos el plato preparado en el microondas parece ahora una actividad mucho mejor para muchos de nosotros. Sin duda, me estoy tomando cierta libertad con mi caricatura; sin embargo, si somos sinceros con nosotros mismos, hay algo más que un poco de verdad en la imagen que he dibujado. Nunca deja de asombrarme que haya más personas que saben cuál es el último color de cabello de una celebridad y no saben de dónde provienen sus alimentos. Y, sin embargo, ¡comer de modo saludable es esencial para la vida!

El aumento de lo que el periodista y activista Eric Schlosser llama una "nación de comida rápida" de hecho ha contribuido a nuestra enfermedad de la prisa. Según Gleick, los establecimientos de comida rápida "han creado nuevos segmentos de la economía al comprender, capitalizar y a su propio modo promover nuestra prisa". Cuanto más frecuentamos tales instituciones con nuestro dinero que tanto nos costó ganar, más construimos una mentalidad (mediante el QZE y el círculo perfecto entre la mente consciente y no consciente) de que la comida debería ser barata, rápida y preparada con poco esfuerzo o tiempo.

Bajo esta directiva del tiempo, podemos pasar hambre nutricionalmente hablando, aunque estemos rodeados de lo que parece ser una abundancia de alimentos. Como mencioné en la parte 1, en la actualidad tenemos una nueva amenaza para la salud: cada vez más personas sufren a la vez obesidad y malnutrición. Nuestro actual sistema alimentario está sobrecargado de calorías vacías que no satisfacen suficientemente nuestros requisitos nutricionales, y como resultado, un creciente número de personas está sufriendo tanto mentalmente como físicamente.

COME MENOS DE UNA CAJA, COME MENOS DELANTE DE UNA CAJA: HORARIOS TELEVISIVOS TÓXICOS

Conversar acerca del efecto de los anuncios de comida en nuestra mente no consciente y también consciente nos conduce a una discusión sobre la televisión y cómo influye en los malos hábitos alimenticios. En primer lugar, de ningún modo estoy en contra de la televisión en general. Yo misma tengo mi propio programa de televisión, y a mi hijo Jeffrey le encanta la producción cinematográfica y escribir guiones. Yo misma veo televisión (¡sí, soy una fan de *Downton Abbey!*), y creo que todas las formas de comunicación pueden ser maravillosas fuentes de relajación, comunicación cultural y aprendizaje.

Sin embargo, ver televisión *en exceso* es una de las características que define nuestra cultura moderna y se relaciona con la mala salud mental y corporal. Por ejemplo, un estudio de más de dos mil niños pequeños mostró que ver televisión entre las edades de uno y tres años estaba relacionado con problemas de periodo de atención y una menor habilidad para controlar los impulsos más adelante en la niñez. Cada hora que pasaban viendo televisión aumentaba la probabilidad que tenían los niños de tener problemas de enfoque y atención en un aterrador 10 por ciento. Un estudio de 2015 publicado en la revista *Infant Behavior and Development* apoya los hallazgos de este trabajo anterior, colocando esta correlación en términos asombrosos: "*retrasos* cognitivos, de lenguaje y motores en niños pequeños se relacionaban de modo significativo con cuánto tiempo pasaban viendo televisión". Se han descubierto correlaciones similares entre tiempo de ver televisión y bienestar mental y físico para adolescentes y también para adultos.

¿Cómo está relacionado este riesgo con nuestros hábitos alimenticios en particular? Debido a que los organismos del gobierno y los conglomerados alimentarios utilizan la televisión para comercializar sus productos similares a alimentos tanto a adultos como a niños, la DAM está siendo introducida en las mentes no conscientes de cada individuo que no se da cuenta de su influencia, incluidos los niños pequeños. Nos fusionamos con nuestros entornos debido a la plasticidad de nuestro cerebro, y las influencias ambientales pueden convertirse en nuestra nueva norma si no guardamos nuestros pensamientos. Las mentalidades arraigadas son mentalidades *aprendidas* y pueden parecer normales debido a la familiaridad, incluso si la mentalidad o el hábito es esencialmente poco saludable y tóxico.

OBJETIVOS TÓXICOS: ¿ESTÁN NUESTROS NIÑOS EN VENTA?

Como sociedad deberíamos estar especialmente preocupados por el impacto de la publicidad alimentaria en nuestros niños. Un número creciente de estudios muestra que una mayor familiaridad con la publicidad de restaurantes de comida rápida está relacionada con un aumento en la probabilidad de obesidad entre los niños y jóvenes adultos, y se relaciona con el consumo de aperitivos, bebidas y comida rápida de alto contenido calórico y un menor consumo de frutas y verduras. Por ejemplo, en un estudio, los individuos que estaban

rodeados diariamente por imágenes de alimentos predominantemente de la DAM mediante anuncios televisivos, vallas publicitarias,
revistas, y otras formas de comunicación, tenían más probabilidades
de excederse cuando comían. La exposición constante a señales alimentarias en nuestro entorno afecta nuestros hábitos alimenticios.
Este impacto sugiere que la publicidad sí que nos hace pensar más en
la comida. De modo similar, varios proyectos de investigación indican
que los niños son mucho más propensos a consumir alimentos poco
saludables y densos en calorías cuando beben bebidas azucaradas y si
ven televisión en exceso. Otro estudio mostraba que cada hora adicional delante del televisor aumentaba la probabilidad de un consumo
regular de bebidas azucaradas en un alarmante 50 por ciento. Y los
niños están rodeados constantemente por esas imágenes de comida
de la DAM. El niño promedio será expuesto aproximadamente a
trece anuncios de comida cada día, o 4700 por año, mientras que los
adolescentes ven más de dieciséis anuncios de comida por día, o 5900
por año. Estas estadísticas están relacionadas solamente con ver televisión y excluyen los anuncios de comida en otros medios publicitarios como revistas, centros sociales, *escuelas*, redes sociales y otros.
¿Cuál es el costo para su salud? El mensaje de "come más alimentos
procesados" es integrado en sus mentes no conscientes mediante la
repetición y el aprendizaje automatizado. Estos hábitos o mentalidades aprendidas darán forma a sus pensamientos conscientes acerca
de la comida, y así a sus decisiones alimentarias. ¿Sorprende entonces
que la exposición a la publicidad de comida de la DAM esté relacionada con el mayor consumo infantil de comida rápida?

Desgraciadamente, las campañas de publicidad de comida dirigidas a jóvenes son un fenómeno mundial. Los anuncios de comida
y bebida de la DAM son comunes durante los programas de televisión infantiles en Reino Unido, Irlanda y las Américas, por nombrar solamente algunas regiones. La industria alimentaria gasta casi
dos mil millones de dólares al año solamente en Estados Unidos en

publicidad de alimentos dirigida a jóvenes. La abrumadora mayoría de esos anuncios son de productos poco sanos y altos en calorías vacías, azúcar, grasas poco saludables o sal.

Aunque se han introducido políticas y regulaciones para controlar la publicidad de alimentos, a menudo tienen errores. La legislación estatutaria para controlar la exposición infantil a alimentos procesados y cargados de azúcar en televisión fue introducida en el Reino Unido en 2007, y regulaciones parecidas se han establecido recientemente en Irlanda. Sin embargo, estas regulaciones no se aplican al contenido del programa, mientras que la industria alimentaria estadounidense sigue estando, en gran parte y sin éxito, autorregulada.

Con un cálculo de doscientos millones de niños en edad escolar con sobrepeso u obesos en todo el mundo, el impacto de la publicidad de alimentos es verdaderamente un problema de salud *global*. A medida que la industria alimentaria de la DAM continúa autorregulando de modo insuficiente sus agendas publicitarias, cada vez más jóvenes experimentan enfermedades de estilo de vida que pueden afectar su futuro desarrollo: espíritu, alma y cuerpo. ¿No es esto una forma de abuso infantil? ¿No es nuestra responsabilidad como los guardianes de generaciones futuras hacer todo lo que podamos para crear un entorno saludable en el que ellos puedan desarrollarse? ¿No es nuestra tarea cuidar y proteger a nuestros niños y niñas? (Salmos 127:3; Mateo 19:14; 1 Timoteo 3:12)? Con niños tan pequeños como de dos años siendo tratados por obesidad, y organismos oficiales como la Sociedad para la Obesidad (TOS, por sus siglas en inglés) concluyendo que las bebidas azucaradas contribuyen a la epidemia de obesidad en Estados Unidos en especial entre los niños, necesitamos comenzar a hacernos estas preguntas difíciles.

ESTE ES TU CEREBRO "EN VELOCIDAD"

Hasta ahora hemos estado hablando de la televisión. Ahora, consideremos también las redes sociales. Resulta que la televisión y las redes sociales realmente aumentan nuestra enfermedad de la prisa porque los medios discurren a un ritmo mucho más rápido que la vida real. En efecto, nuevas formas de comunicación están siendo más rápidas a medida que la tecnología avanza. Una publicación en la red X (antes Twitter), por ejemplo, tiene un periodo de vida estimado de apenas un segundo, si tus seguidores se suscriben a muchos otros perfiles. Repito que no estoy en contra de estas formas de comunicación *per se*. Yo tengo una cuenta en X al igual que una página en Facebook y un perfil en Instagram. Sin embargo, a medida que estamos más saturados en la cultura de la comunicación rápida, tenemos tendencia a desarrollar un deseo creciente de estas transiciones rapidísimas porque satisfacen las velocidades de procesamiento del cerebro (10^{27} bits por segundo). Esencialmente, estamos diseñados para manejar bien la actividad constante.

La televisión en particular, con sus cortes, ediciones, zooms, paneos y ruidos repentinos, transforma el cerebro al desencadenar la liberación de dopamina y otros neurotransmisores relacionados con la neuroplasticidad y, por lo tanto, el aprendizaje. De hecho, todo tu cuerpo responde a las formas de medios rápidos. Como explica Norman Doidge en *The Brain That Changes Itself: Stories of Personal Triumph from the Frontiers of Brain Science* [El cerebro que se cambia a sí mismo: historias de triunfos personales en las fronteras de la ciencia del cerebro]:

> La respuesta es fisiológica: la frecuencia cardíaca disminuye durante cuatro a seis segundos. La televisión provoca esta respuesta a un ritmo mucho más rápido de lo que experimentamos en la vida real, razón por la cual no podemos apartar nuestros ojos de la pantalla del televisor incluso en medio de una conversación íntima, y por eso las personas ven televisión mucho más tiempo del que pretendían. Debido a que los típicos videos musicales, secuencias de acción y comerciales desencadenan respuestas orientadoras a un ritmo de una por

segundo, verlos nos coloca en una respuesta de orientación continua sin tiempo de recuperación. No es extraño que las personas reporten sentirse agotadas por ver televisión. Sin embargo, adquirimos un gusto por ello y los cambios más lentos nos resultan aburridos.

¡Incluso tu corazón y todo tu cuerpo se acostumbran a la velocidad de la vida moderna! Por lo tanto, tienes que recordar que lo que tu cerebro y tu cuerpo aprenderán está basado en *tus decisiones*. Mientras más veces decidas ver televisión o participar en redes sociales rápidas, o permitir que tus hijos lo hagan, más cambiará tu cerebro y más desearás la ráfaga de "velocidad". En última instancia, existe un balance muy fino entre ser estimulados intelectualmente mediante la conversación, el aprendizaje y la comprensión y llegar a ser negativamente adictos a estas formas rápidas de comunicación a medida que una fotografía, un video o una pieza de información tras otra inunda nuestros sentidos.

SIGUE AL LÍDER: TÚ CONTROLAS EL CÍRCULO

Pese al hecho de que sentimos la atracción de la información sensorial que entra en nuestra mente consciente mediante los comerciales en los medios, nosotros *podemos controlar* cómo procesar esa información. Sin duda, uno de mis anuncios favoritos es de un establecimiento de comida rápida en Sudáfrica; ¡me hace reír cada vez que lo veo en YouTube! Sin embargo, el mensaje que hay detrás de ese anuncio en particular no tiene ningún efecto sobre mí, ya que mi mente no consciente está inundada de información sobre cómo se cultivó y se produjo la comida rápida y qué efecto tendrá sobre mí si la consumo. Estos recuerdos o mentalidades son trasladados inmediatamente de mi mente no consciente a mi mente consciente cuando veo ese comercial. Cuando eso sucede, no tengo deseos de la comida rápida ni pienso que debería ir a un establecimiento de comida rápida cuando tenga hambre; tan solo me río porque el comercial es genuinamente divertido. He *aprendido* a controlar mis reacciones a la información sensorial que recibo por medio de *dirigir mi mente*.

Sin embargo, ¿qué sucederá si no plantas mentalidades saludables en tu mente no consciente? Tienes sed, de modo que piensas *refresco* y decides salir y comprar un refresco porque asocias ese refresco con la felicidad de la campaña publicitaria que viste en televisión. Puede que no creas que serás trasplantado a una hermosa playa con individuos contentos que beben refresco mientras los delfines saltan emocionados en un segundo plano, pero las emociones positivas relacionadas con la idea de diversión, relajación y amistad envuelven esa bebida azucarada en un fuerte atractivo. El círculo perfecto ha construido una mentalidad que dice: *Tengo sed, y si bebo ese refresco saciaré mi sed… Y seré más feliz.*

Ahora bien, podrías decir que el escenario que he dibujado es ridículo, y que tú no piensas así. Sin embargo, en última instancia cada uno de nosotros pone en práctica lo que ha integrado en su mente no consciente. El motivo por el que las corporaciones de comida rápida gastan millones de dólares relacionando el refresco con la felicidad es porque esos comerciales hacen que el refresco parezca atractivo *en nuestra mente*. Cuando bebes de ese refresco, tu mente no consciente sacará los cuatro a siete recuerdos felices que prometía ese anuncio, o la satisfacción en el corto plazo relacionada con una experiencia pasada relacionada con el refresco. Estas corporaciones no te apuntan con una pistola obligándote a beber el refresco. Al final, *la decisión es tuya.* Y tus decisiones están basadas en lo que has plantado en tu mente.

¿Cómo podrías rediseñar esa mentalidad? Tienes que aprender a *pensar* de nuevo en el refresco. En primer lugar, necesitas *llevar cautivo* ese pensamiento sobre el refresco (2 Corintios 10:5). Recuerda ese artículo en la revista acerca de la relación entre el consumo de azúcar añadido y enfermedades relacionadas con el estilo de vida como la diabetes. Recuerda este documental sobre la actual pandemia de obesidad, y que nuestros niños pueden terminar viviendo vidas que sean más propensas a la enfermedad y más cortas que en esta generación. Recuerda ese artículo en el periódico sobre la producción de azúcar y la esclavitud en República Dominicana. Recuerda ese libro sobre la manipulación que realiza la industria azucarera de los datos científicos. Recuerda el daño a los suministros de agua de nuestro mundo relacionado con la producción de refrescos a gran escala. ¡Recuerda la información que hay en *este* libro!

Comienza a *plantearte* a ti mismo preguntas difíciles y aceptar que habrá algunas respuestas difíciles. ¿Acaso no hay aproximadamente diez cucharaditas de azúcar en una lata de refresco? Ese azúcar añadido puede causar que tu insulina se dispare y que el sistema nervioso entérico de tu intestino (o "cerebro intestinal", como veremos en el capítulo 12) secrete una cantidad anormal de proteína amiloide, que comenzará a destruir la barrera hematoencefálica y puede contribuir a la formación de las placas amiloides de la enfermedad de Alzheimer. Este azúcar se unirá a las proteínas en tu sangre, y tu hemoglobina A1c puede aumentar en un proceso aterrador llamado *glicación*, el cual contribuye a la neurodegeneración. El exceso de azúcar puede quedar almacenado como triglicéridos en tu cuerpo, haciéndote aumentar de peso, mientras que tu respuesta normal al estrés ha sido activada para pasar a modo de protección, lo cual puede causar respuestas físicas poco saludables en tu cerebro y tu cuerpo si persiste a largo plazo. Y estos son solamente algunos de los aspectos negativos que el consumo excesivo de azúcar añadido puede tener sobre tu propio cuerpo. ¿Y qué hay de la destrucción de los recursos naturales de nuestro planeta, o el costo en vidas humanas relacionado con la producción de azúcar? ¿Estamos siendo buenos administradores de la creación de Dios? ¿De nuestros propios templos? ¿Estamos amando a nuestro prójimo o a nosotros mismos?

Ahora bien, ¿ese refresco está a la altura de sus promesas comerciales? Si examinamos los hechos que hay detrás de la producción y el consumo de refrescos, pensamos de modo crítico acerca del impacto de la industria de los refrescos y de nuestras propias decisiones en términos de nuestra propia vida y del mundo, y plantamos esos pensamientos en nuestra mente no consciente mediante este proceso de "preguntar, responder y discutir", la próxima vez que veamos ese anuncio televisivo nuestra reacción estará determinada por un conjunto de recuerdos totalmente diferente. Recuerdos que *has decidido implantar en tu mente*; recuerdos que determinarán si *decides* o no beber el refresco. Tú escoges vida o muerte con tus pensamientos sobre la comida y tus decisiones sobre la comida (Deuteronomio 30:19-20).

LA DECISIÓN ES TUYA

Sin embargo, ¿por qué tantas personas reconocen que los refrescos no son sanos y siguen tomándolos? He hecho hincapié en la decisión en el pasaje anterior, ya que la información es solamente una influencia tan poderosa como nosotros permitamos que sea. Tenemos que *decidir procesar* esta información, o crear una mentalidad o hábito en nuestra mente no consciente basándonos en la información que recibimos diariamente mediante nuestros cinco sentidos.

El verdadero costo de los refrescos, y de nuestro sistema alimentario de la DAM en general, puede ser aterrador. ¿Realmente *queremos* reconocer este costo? ¿No es más conveniente, y más satisfactorio, ignorarlo? Indudablemente es difícil remodelar nuestros hábitos, aunque no es imposible. Es más fácil seguir viejos patrones de pensamiento. Y si hemos pasado sesenta y tres días o más (lo cual establece pensamientos habituales en nuestra mente no consciente, como discutimos anteriormente) procesando la información sensorial que recibimos al beber un refresco (como el olfato, el gusto y el toque del refresco) en el contexto de la "buena vida", leer solamente un artículo sobre los peligros de consumo excesivo de azúcar no necesariamente nos convertirá a un estilo de vida más saludable de la noche a la mañana. La publicidad positiva del refresco, tal vez unida a tus experiencias felices al beber refrescos, se ha convertido (añadiría que de modo insidioso) en un recuerdo establecido en tu mente no consciente. Ahora, "refresco = buena vida" está concentrando ese 90-95 por ciento de influencia en términos de cómo percibes la información del artículo sobre los peligros del consumo de refrescos. La asociación entre los refrescos y la buena vida se ha automatizado en una poderosa fuerza no consciente en tu mente consciente, lo que se convierte en una poderosa influencia en tus decisiones. Y a medida que el artículo sobre salud se desvanece de tu memoria a corto plazo en el transcurso de veinticuatro a cuarenta y ocho horas, la idea de "refresco = buena vida" emerge con un vigor renovado.

Al fin y al cabo, puede que pienses: *¿Qué tan malo puede ser realmente un refresco? Todo el mundo bebe refrescos. Si fueran tan malos para nosotros, ¿por qué los seguirían vendiendo las tiendas y los restaurantes? ¡Incluso mi propio médico bebe refrescos! Muchos hospitales incluso dan refrescos de Cola a los pacientes como parte de sus comidas. De todos modos, los nutricionistas siempre nos están diciendo que algo es malo, después es bueno, y entonces es otra vez malo. Ni siquiera ellos saben de lo que hablan.*

Mi ejemplo de los refrescos puede parecer una teoría conspiratoria de la industria alimentaria, pero al final la decisión es tuya. Todos somos bombardeados diariamente con información sensorial desde todos los ámbitos de la vida; sin embargo, tenemos la capacidad de *decidir cómo procesar* esa información. Permitimos que esa información afecte nuestras decisiones. Claramente, yo no creo que debería prohibirse totalmente la publicidad de todos los productos (aunque considero que hay un problema con la comercialización sin restricciones de productos alimenticios a niños pequeños), ni tampoco creo que necesitemos legislación contra los gurús de la dieta o las personas que prometen que ciertos alimentos o maneras de comer curarán todos nuestros males y nos ayudarán a vivir hasta los ciento cinco años. Pero sí creo que deberían enseñarnos cómo procesar toda la información relacionada con la comida que encontramos, y ciertamente toda la información que recibimos por medio de nuestros cinco sentidos; deberían enseñarnos a *pensar críticamente y desarrollar sabiduría*. Cuando reconozcamos que sí tenemos esta capacidad para pensar y decidir (pensar verdaderamente y decidir verdaderamente por nosotros mismos), estaremos empoderados para tomar decisiones saludables y que promueven vida, no solo en términos de lo que comemos sino también en cada área de nuestra vida.

Como sigo repitiendo, la única dieta balanceada es una que *incluye tus pensamientos*. Necesitamos ser selectivos, y de hecho "exigentes", sobre lo que permitimos que entre en nuestras mentes y lo que ponemos en nuestros platos. Dios ha diseñado el cuerpo para que funcione en perfecta armonía. Como observó el apóstol Pablo: *Y cada parte, al cumplir con su función específica, ayuda a que las demás se desarrollen, y entonces todo el cuerpo crece y está sano y lleno de amor* (Efesios 4:16, NTV). Esta escritura no solo se aplica a la iglesia como el cuerpo de Cristo sino también a toda la creación, ya que todos provenimos de Dios (Génesis 1:1-31; Juan 1:3).

El pensamiento crítico es vital, porque nuestras decisiones determinan nuestras mentalidades. Y, como aprenderemos a continuación, esas mentalidades no solo están encerradas en nuestro cerebro y lejos de nuestro estómago. La verdad es que físicamente existe una conexión muy estrecha entre la mente y el intestino. Se comunican de maneras que los científicos se han asombrado al descubrirlas.

12

¿QUÉ TE ESTÁ COMIENDO A TI?

El acto de comer no es solamente una función biológica para la supervivencia. El consumo de comida, por normal que sea, de hecho, es un acontecimiento altamente emocional y metacognitivo. Realmente esto no debería sorprendernos: a lo largo de la historia humana, reunirse en torno a una mesa y compartir comida ha sido una manera de celebrar o conmemorar temporadas, individuos y acontecimientos notables. Las comidas son un punto focal para las reuniones sociales, y compartir comida es un medio poderoso de comunicación tanto dentro de las culturas como entre ellas. Yo ciertamente creo que la alegría de preparar una comida y compartirla con personas es increíblemente poderosa y terapéutica. Como le gusta decir a mi hija, un condimento que todo cocinero debería usar es el placer de una reunión cordial, y debería espolvorearse generosamente sobre cada plato. ¿Quién necesita un puñado de suplementos digestivos cuando tiene comida buena y *real* y también compañía buena y real?

Sin embargo, las comidas pueden tener "sazonadores" emocionales tanto positivos como negativos, y ambos afectan la manera en que nuestro cuerpo digiere los alimentos. Nuestro tracto intestinal (TI) es muy sensible a nuestras emociones, ya que está conectado al hipotálamo de nuestro cerebro, que controla las sensaciones de saciedad y de hambre, y lidia con nuestro estado mental emocional. Nuestra mente y nuestro intestino están profundamente interconectados, de modo que la felicidad, la alegría y el placer, al igual que el enojo, la ansiedad, la tristeza y la amargura, por ejemplo, desencadenan reacciones físicas en nuestro sistema digestivo. Nuestro intestino grueso y también el delgado están revestidos densamente de neuronas, neuropéptidos y receptores (las "puertas" a las células), que intercambian rápidamente información cargada de contenido emocional. Indudablemente, todos hemos experimentado esa sensación emocional de borboteo en nuestro intestino, coloquialmente conocido como sentirse "enfermo del estómago", tener una "corazonada", o tener "mariposas en el estómago".

Sin duda, a menos que seamos conscientes de lo que nos está diciendo nuestro sistema digestivo, podemos caer en la trampa de comer en exceso. El páncreas secreta al menos veinte péptidos diferentes cargados emocionalmente, los cuales regulan la asimilación y el almacenamiento de nutrientes y llevan información sobre la saciedad y el hambre. No ignores la información que proporcionan estos péptidos. Igual que comer cuando estamos enojados o cuando intentamos ocultar otra emoción desagradable afectará la manera en que asimilamos los nutrientes de nuestros alimentos, comer cuando no tenemos hambre caerá mal a nuestro sistema digestivo. Comer en exceso hará que la comida que comemos o lo que bebemos sea menos beneficioso, ya que las emociones generadas por el pensamiento tóxico interfieren en el funcionamiento adecuado de nuestro cuerpo.

Comer cuando estamos en un estado emocional angustioso, o cuando no tenemos hambre, es esencialmente como añadir a nuestro plato todas las especies y hierbas que tenemos en la despensa. Todos esos sazonadores destruirán el balance de sabores entre los componentes de esa comida. El consumo de comida guiado emocionalmente añade literalmente una oleada de "sazonadores" químicos y emocionales a nuestra comida; nuestro sistema digestivo, igual que nuestro paladar, no sabrá cómo interpretar un rango tan conflictivo de señales.

Cuando reaccionamos incorrectamente a los acontecimientos y las circunstancias de la vida, pasamos a modo de estrés tóxico, o las etapas dos y tres del estrés. El estrés tóxico mantiene activada nuestra respuesta de "pelea o huida", la cual inhibe la secreción gastrointestinal y reduce el flujo sanguíneo al intestino, disminuyendo así el metabolismo y afectando la capacidad de nuestro cuerpo de digerir la comida. De hecho, el pensamiento y las emociones tóxicas, que conducen al estrés tóxico, pueden afectar el movimiento de las contracciones del tracto gastrointestinal, causar inflamación, hacernos más susceptibles a las infecciones, disminuir la absorción de nutrientes y la producción de enzimas, interrumpir la capacidad regenerativa de la mucosa gastrointestinal y el flujo sanguíneo de la mucosa, irritar la microflora intestinal, causar que nuestro esófago tenga espasmos, darnos indigestión y ardor de estómago al aumentar el ácido en el estómago, hacernos sentir náuseas, hacer que empeoren problemas digestivos existentes como úlceras de estómago, y agitar el colon de manera que produzca diarrea, estreñimiento e hinchazón extrema. Decir que no deberíamos comer comida porque estamos estresados, infelices, enojados, o sintiendo cualquier otra emoción negativa es, sin lugar a duda, quedarse corto.

UN INTESTINO SANO ES UNA MENTE FELIZ

Sin embargo, pensar buenos pensamientos no puede excusar una dieta poco sana. El sistema digestivo mismo es una fuente abundante de neurotransmisores, los cuales llevan señales dentro del cerebro y del cuerpo. De hecho, el 95 por ciento de la serotonina y la mitad de la dopamina en el cuerpo son producidas en el intestino. Considerando que estos neurotransmisores son famosos por sus efectos de calma del ánimo y de recompensa, respectivamente, deberíamos prestar mucha más atención a lo que ponemos en nuestro intestino, ya que lo que comemos afecta la manera en que estos neurotransmisores funcionan. Indudablemente, bacterias intestinales beneficiosas y simbióticas producen sustancias parecidas a las benzodiazepinas, que son neuroquímicos naturales contra la ansiedad. Un intestino sano fomenta una mente calmada, satisfecha y feliz.

LOS DULCES SUEÑOS ESTÁN HECHOS DE QUESO

La función digestiva afecta incluso nuestros patrones de sueño. Los estudios han descubierto que las personas que tienen síndrome del intestino irritable (SII) tienden a tener un sueño de movimientos oculares rápidos (REM, por sus siglas en inglés) mejorado. El sueño REM es una de las etapas del sueño, y pasamos por estas etapas en periodos de tiempo específicos para lograr una óptima consolidación de la memoria y la restauración de la mente. Ya que los sueños se producen durante la etapa REM, una digestión alterada está relacionada con soñar excesivamente; los supuestos "sueños de pizza" realmente ocurren.

El "vínculo intestino-cerebro" es una comunicación bidireccional muy influyente que afecta todo, desde nuestra digestión hasta nuestros patrones de sueño. El "cerebro intestinal" y el "cerebro" necesitan interactuar y comunicarse, y estas conversaciones están controladas por nuestra vida de pensamientos. Por eso es tan importante asegurarnos de que en nuestra mente esté implantada la Palabra de Dios, ya que nuestra mente afecta cada parte de nuestro cuerpo.

ENFERMO DEL ESTÓMAGO: UNA BREVE HISTORIA DE LA CONEXIÓN ENTRE LA MENTE Y EL INTESTINO

El vínculo entre el intestino y el cerebro no es un descubrimiento nuevo. En 1833 William Beaumont, cirujano del ejército estadounidense, trató a Alexis St. Martin, un viajero franco-canadiense a quien habían disparado en el estómago. La herida dejó una apertura en la piel que permitió a Beaumont observar el bombeo de la sangre, el movimiento del estómago, y además ver lo que sucedía cuando su paciente expresaba distintas emociones. El estómago de St. Martin, por ejemplo, producía menos ácido (ácido necesario para el funcionamiento adecuado del sistema digestivo) cuando se sentía temeroso, enojado o impaciente. En el estómago del franco-canadiense, ¡los pensamientos alterados condujeron a una digestión alterada!

Más de un siglo después, Michael Gershon, conocido como el padre de la conexión entre el intestino y el cerebro, investigó y escribió extensamente sobre el efecto del pensamiento y el sistema nervioso entérico (SNE). Su trabajo destacó la sensibilidad del sistema gastrointestinal ante las emociones. El enojo, la ansiedad, la tristeza, la euforia, el placer: todos estos sentimientos, y otros, provocan síntomas en el intestino. Además, Gershon demostró que la conexión entre el intestino y el cerebro es una calle de doble sentido: el intestino da retroalimentación al cerebro, afectando así la mente. Desde entonces, su trabajo ha sido apoyado por numerosos estudios, y muchos investigadores actualmente continúan sondeando la compleja relación existente entre los pensamientos y el sistema gastrointestinal. Nació entonces la nueva ciencia de la neurogastroenterología, la cual incluye el examen de alteraciones psicosomáticas que tienen una expresión gastrointestinal y su relación con el sistema nervioso central (SNC).

EL SISTEMA NERVIOSO ENTÉRICO

El sistema gastrointestinal (GI) está controlado por el sistema nervioso entérico (SNE), llamado a menudo el "segundo cerebro". El SNE está formado aproximadamente por 200 a 600 millones de células nerviosas, las cuales controlan cada aspecto de la digestión: una cantidad de neuronas considerablemente más elevada que las de la médula espinal. El SNE se comunica con el sistema nervioso central mediante las vías nerviosas; de hecho, el SNE se origina desde los mismos tejidos que el SNC durante el desarrollo fetal. También contiene una serie de contrapartes estructurales y químicas del cerebro. De hecho, los investigadores han descubierto que el SNE utiliza muchos de los mismos neurotransmisores, o mensajeros químicos, que el SNC.

A medida que los alimentos recorren su viaje de nueve metros a través del tracto digestivo, se produce un diálogo continuo entre el SNE y el cerebro a través del sistema nervioso autónomo (SNA), que controla las funciones vitales del cuerpo. Estos dos sistemas están conectados a través del nervio vago: el décimo nervio craneal que va desde el tronco encefálico hasta el abdomen. Esta comunicación de ida y vuelta es la razón por la cual, en circunstancias normales, dejas de comer cuando estás satisfecho. Las neuronas sensoriales en tu sistema gastrointestinal informan a tu cerebro cuando tu estómago está distendido y lleno. De igual modo, esta comunicación entre estos sistemas nerviosos explica también por qué estar ansioso por algo puede arruinar tu apetito o hacerte sentir hinchado: toda la conexión entre el cerebro y el intestino está saturada de tus emociones.

SI ESTÁS FELIZ Y LO SABES, SAL A COMPRAR

Nuestras emociones influyen en el modo en que nuestro cuerpo digiere la comida, pero también en nuestras decisiones, ¡antes incluso de que la comida entre en nuestra boca! A medida que las estadísticas relacionadas con la obesidad y la dieta siguen aumentando a un ritmo alarmante, un creciente número de funcionarios, organizaciones e individuos están demandando un mejor etiquetado y una mejora en el conocimiento nutricional. Sin embargo, este enfoque puede que haga poco para aliviar nuestro "trastorno alimentario global", ya que no pone énfasis suficiente entre el pensamiento y la consciencia emocional. ¿Cuál es el caso de tener conocimiento, incluyendo información nutricional, si no sabemos cómo aplicarlo o si nuestra mente consciente ya está llena con pensamientos tóxicos acerca de la comida?

Diversos estudios indican que formar a las personas para que presten atención a sus emociones es un enfoque mucho más eficaz para desarrollar una dieta balanceada que el etiquetado nutricional. Las personas tienen tendencia a pensar en sus decisiones sobre alimentos y las emociones relacionadas cuando van a comprar, preparar y comer la comida. Sin embargo, algunos estudios han descubierto que a medida que se desarrolla la consciencia emocional, las decisiones alimentarias pueden ser mejoradas con un enfoque dirigido hacia el *pensamiento profundo.* En un estudio, por ejemplo, los participantes que habían recibido formación para reconocer sus emociones perdieron, como promedio, exceso de peso con el tiempo, mientras que los individuos que no recibieron información tendían a subir de peso. De modo similar, una reseña de trece estudios separados mostró que las personas con enfermedad gastrointestinal funcional que probaron enfoques con base psicológica experimentaron un mayor alivio de sus síntomas que quienes recibieron solamente un tratamiento convencional.

Cuando comemos *reactivamente*, es decir, sin examinar deliberadamente las mentalidades que están integradas en nuestra mente no consciente, aumentamos el riesgo de tomar decisiones alimentarias poco saludables. Estas mentalidades pueden haber sido moldeadas por la última campaña publicitaria acerca de los alimentos o por la necesidad de enterrar nuestra tristeza en un gran envase de helado, pero a menos que seamos conscientes de esos recuerdos y su poder para influenciar nuestras decisiones, ¿de qué sirve saber cuál es el número de calorías por ración o las advertencias de los profesionales de la salud?

Si somos sinceros con nosotros mismos, entendemos demasiado bien esta "ceguera voluntaria". ¿Cuántas veces hemos tenido un mal día y hemos agarrado ese envase de helado sabiendo que es malo para nuestra salud? ¿Y cuántas veces nos hemos comido el envase entero de todos modos? Las mentalidades no conscientes que dicen: *He tenido un mal día; me merezco comer helado* y *El helado sabe delicioso*, superan los recuerdos temporales que dicen: *Sé que no debería comerme este helado porque quiero estar sano* y *Sé que lamentaré más tarde haberlo comido* en nuestra mente consciente. Está claro que nadie nos tiene atados a una silla y nos obliga a comer cucharadas de helado. Nosotros hemos *escogido* o *decidido* suprimir nuestro conocimiento de los datos de salud del consumo excesivo de azúcar refinado y grasa; hemos *decidido* comer el helado. Sin embargo, si no somos conscientes de cómo estamos seleccionando ciertos pensamientos relacionados con la comida, y decidiendo ignorar otros pensamientos relacionados con la comida, ¿cómo podremos verdaderamente tomar buenas decisiones alimentarias, decisiones que sean *sostenibles* en el largo plazo porque están edificadas sobre recuerdos firmes y saludables? Verdaderamente somos destruidos por *falta* de conocimiento; y muchos de nosotros carecemos del conocimiento sobre cómo aplicar nuestro conocimiento.

Tal vez no sea sorprendente, aunque sí preocupante, que las personas sigan bebiendo refresco después de mi charla sobre los peligros para la salud de consumir bebidas azucaradas. Estos miembros de la audiencia han decidido suprimir el recuerdo temporal de mi charla en su mente consciente a la luz de las mentalidades relacionadas con beber refresco que *han decidido implantar* en su nivel de mente no consciente. Aunque me entristece ver a personas beber refresco, de todos modos es su decisión.

De hecho, lo que estamos pensando cuando escogemos los alimentos que vamos a comer influye en cómo disfrutamos esa comida y el valor que le damos a esa comida. Si creemos que cierto alimento es caro y exclusivo, por ejemplo, lo disfrutaremos más, incluso si el alimento no es realmente mejor que su equivalente más barato. Por otro lado, si pensamos que cierto alimento es barato, le damos menos valor y lo disfrutamos menos incluso si es exactamente el mismo que un sustituto más caro.

De modo similar, varios estudios muestran que los individuos, cuando no son conscientes de su conducta al comer, consumirán alimentos independientemente de su nivel de hambre. Paul Rozin, profesor de psicología de la Universidad de Pennsylvania, mostró que los pacientes amnésicos a quienes se les decía que era la hora de cenar comían una comida completa después de diez a treinta minutos de haber hecho la primera comida, y una tercera comida tras diez a treinta minutos de haber hecho la segunda comida, aunque no podían tener hambre físicamente hablando. ¡Solamente *pensar* que era la hora de cenar o de un aperitivo era suficiente para que quisieran comer!

LO QUE NECESITAS ES AMOR

Todas las estructuras de nuestro cerebro y nuestro cuerpo están *programadas para el amor*. Somos creados a imagen de un Dios perfecto, un Dios que es amor (Génesis 1:26; 1 Juan 4:8). Estamos programados para tener buenos pensamientos y tomar buenas decisiones. Estamos diseñados para integrar pensamientos sanos y hermosos y para comer alimentos sanos y hermosos. Sin embargo, también tenemos libre albedrío y podemos hacer lo contrario; pero no sin sufrir *consecuencias* (Deuteronomio 30:19; Eclesiastés 7:29).

La consciencia emocional, en términos de nuestras decisiones alimenticias, es tan importante que yo recomendaría con toda sinceridad incluir "actitud positiva" en tu lista de compra. Los sentimientos arraigados en el amor, como paz, esperanza, alegría y compasión, inspiran decisiones alimenticias *arraigadas en el amor*. Según un estudio publicado en la revista *Journal of Consumer Research*, por ejemplo, cuando las personas tienen esperanza, piensan acerca del futuro y tienden a ser conscientes de comer para el futuro: una dieta sana es una dieta esperanzadora. Por otro lado, cuando las personas tienden a rumiar cosas negativas del pasado se ven menos inclinadas a comprar alimentos que promuevan la longevidad: si las cosas son tan malas de todos modos, ¿por qué molestarnos en comprar esa col rizada cultivada orgánicamente en un huerto local? Las emociones, las decisiones y las acciones no pueden separarse, ya que son parte del círculo perfecto en nuestra mente, el cual a su vez influye en todo nuestro cuerpo. Tus pensamientos, junto con sus emociones asociadas, determinan lo que decides comer: eres lo que comes, *y lo que piensas*.

LA VERDADERA "COMIDA BALANCEADA": COMER PARA EL ESPÍRITU, EL ALMA Y EL CUERPO

La relación existente entre el intestino y el cerebro, y la relación entre nuestros sentimientos y nuestros hábitos de compra, son simplemente dos ejemplos de las vidas multifacéticas e interconectadas que todos experimentamos: concepto que a menudo está en desacuerdo con la modernidad. Vivimos en un mundo con tendencia hacia el *reduccionismo* intelectual. En el sentido global, nos hemos acostumbrado a un enfoque en las partes en lugar del todo, incluyendo el modo en que enfocamos la comida. ¿Por qué entonces los médicos, como nuestras figuras de referencia en salud, tendrían una formación insignificante en nutrición, incluso en la escuela de medicina de Harvard? Decir que lo que comemos afecta nuestra salud es indudablemente redundante. Por lo tanto, ¿cómo puede pasarse por alto un hecho tan básico y fundamental cuando lidiamos con problemas de salud y enfermedad?

Es imperativo que cambiemos nuestro modo de *pensar* acerca de la salud. Nuestro cerebro no es una máquina de entrada-salida. Nuestro cuerpo no es una máquina de entrada-salida. Cada uno de nosotros está diseñado de modo intrínseco, brillante y complicado con un espíritu, un alma y un cuerpo (Génesis 1:26; 1 Tesalonicenses 5:23). Esto se conoce como nuestra *naturaleza trina*.

Nuestra naturaleza trina está dividida en diferentes componentes. Nuestro espíritu es nuestro "yo verdadero", lo que yo denomino nuestro *yo perfecto*. Nuestro espíritu tiene tres partes: intuición, consciencia y comunión (adoración). Nuestra alma, que es nuestra mente, también tiene tres partes: intelecto, voluntad y emociones. Por último, nuestro cuerpo tiene tres partes: ectodermo, mesodermo y endodermo, desde los cuales se forman el cerebro y el cuerpo.

Nuestra mente, o alma, tiene un pie en la puerta del espíritu y otro pie en la puerta del cuerpo. La mente crea coherencia entre el espíritu y el cuerpo; por lo tanto, influye y controla la función y la salud cerebro-cuerpo, y también influye en el desarrollo espiritual. Nuestra mente, con su capacidad intelectual de decidir y su autoridad emocional, controla todos *los aspectos físicos*. Así, las emociones, como parte de la mente, son una parte intrínseca de nuestras decisiones alimentarias.

Nuestro cerebro está diseñado para responder a nuestra mente, y nuestra mente está diseñada para responder a nuestro espíritu (Juan 14:26, 16:3; Romanos 8:14; Gálatas 5:16). Cada pensamiento, sentimiento y acción comienza en la actividad interna de nuestra mente, lo cual significa que *nosotros decidimos con nuestra mente* escuchar a nuestro espíritu, *decidimos con nuestra mente* escuchar al Espíritu Santo declarar verdad a nuestro espíritu, *decidimos con nuestra mente* actuar, *decidimos con nuestra mente* hablar, y *decidimos con nuestra mente* comer. Todas estas decisiones basadas en la mente influyen en nuestro cerebro y cuerpo físicos, al igual que en nuestro desarrollo espiritual y nuestra salud mental. La pregunta definitiva es la siguiente: ¿qué hemos implantado en nuestra mente? ¿Qué mentalidades darán forma a nuestras decisiones? Recuerda: *Cual es su pensamiento en su corazón* [mente], *tal es él* (Proverbios 23:7, RVR-60, énfasis añadido).

AYUNAR POR EL ESPÍRITU, EL ALMA Y EL CUERPO

Una ayuda para disciplinar la mente es el ayuno. Ya sea que involucre saltarse una o más comidas o excluir ciertos alimentos de la dieta, el ayuno ha desempeñado un papel importante en la historia humana: en lo espiritual y en lo físico. En el mundo actual, sin embargo, hacer tres comidas al día se entiende generalmente como saludable, aunque realmente no hay ninguna base científica conclusiva para no saltarse el desayuno, el almuerzo, o incluso las tres comidas ocasionalmente.

Un creciente número de estudios indican que diferentes tipos de ayuno pueden mejorar la salud y la longevidad, como el ayuno intermitente (hacer menos comidas), la restricción calórica (comer menos en cada comida), y ayuno en días alternos. Estos tipos de ayuno pueden mejorar potencialmente la función cardiovascular, aumentar la longevidad, aumentar la resistencia a enfermedades relacionadas con la edad, y mejorar la salud mental y física en general. El ayuno intermitente y la restricción calórica afectan los niveles de energía y la producción de radicales libres derivados del metabolismo del oxígeno, así como los sistemas de respuesta al estrés celular, de maneras que protegen a las neuronas contra factores genéticos y ambientales, a la vez que mejoran la producción de energía en las mitocondrias, que generan energía química en forma de ATP (adenosín trifosfato).

Igualmente, la restricción calórica desencadena una disminución de factores inflamatorios, que contribuyen al inicio de enfermedades.

Saltarse algunas comidas de modo regular incluso puede proteger contra la aparición de enfermedades. Se ha demostrado que el ayuno mejora la función cerebral y reduce los factores de riesgo para enfermedades de las arterias coronarias, accidentes cerebrovasculares, sensibilidad a la insulina y presión arterial. Por ejemplo, la restricción calórica puede favorecer la inducción de la sirtuina-1 (SIRT1), una enzima que regula la expresión génica y mejora el aprendizaje y la memoria. De hecho, el ayuno tiene un efecto similar al ejercicio en el cuerpo. Saltarse una comida o comer menos y hacer ejercicio están mediados por el factor neurotrófico derivado del cerebro (BDNF, por sus siglas en inglés), lo que sugiere que están sustentados por mecanismos similares en el cuerpo. ¡Y definitivamente queremos que el BDNF medie! Este factor neurotrófico ayuda a mantener la salud cerebral, previene la muerte celular y fortalece la memoria.

De hecho, el ayuno intermitente y la restricción calórica pueden facilitar la comunicación intracerebral al apoyar rutas interactivas y mecanismos moleculares que proporcionan beneficios específicos a las neuronas. Estas sendas producen proteínas protectoras "chaperonas": factores neurotróficos como el BDNF y antioxidantes esenciales, que ayudan a nuestras diminutas células a lidiar con el estrés y resistir enfermedades. De modo similar, el ayuno puede proteger a las neuronas contra la aparición de la enfermedad de Alzheimer al prevenir las patologías de beta-amiloide y tau en la función sináptica. En general, la investigación sobre el ayuno indica que saltarse una o dos comidas puede promover la resistencia al accidente cerebrovascular y a la enfermedad neurodegenerativa. Nuestras decisiones alimenticias literalmente cambian el entorno alrededor de nuestras células y el entorno dentro de nuestras células: un sistema de apoyo asombroso (uno de muchos) que destaca la bondad y misericordia de Dios. ¡Al tomar las decisiones alimenticias correctas podemos cambiar nuestro cerebro!

AYUNO TRINO

A nivel espiritual, el ayuno es una práctica común. Por ejemplo, los cristianos ortodoxos griegos ayunan de ciertos alimentos de 180 a 200 días al año, antes de Semana Santa, Navidad y la Asunción. Los cristianos católicos ayunan de ciertos alimentos aproximadamente durante cuarenta días antes de Semana Santa. El ayuno de Daniel es muy común entre los cristianos, y generalmente dura entre veintiuno y cuarenta días.

En el terreno bíblico, el llamado a ayunar se encuentra a lo largo del Antiguo y el Nuevo Testamento. Es una manera para judíos y cristianos de hacer que sus creencias sean parte de sus vidas cotidianas, en el sentido de traer el cielo a la tierra (Mateo 6:9-13). Nos capacita para poner a Dios por encima de nuestros placeres terrenales, en el sentido de que ponemos a Dios primero y agradecemos la comida y la bebida como un regalo de Él en lugar de amar la comida y la bebida en sí mismas. Nos permite hacernos *adictos a Dios*. No ayunamos meramente para estar sanos y perder peso. Ayunamos para el espíritu, el alma y el cuerpo: al poner a Dios primero, "todas estas cosas les serán añadidas" (Mateo 6:33). El creciente conjunto de investigaciones sobre el ayuno en realidad confirma la naturaleza del hombre integrada y trina, ya que cuando disciplinamos nuestra mente y decidimos reducir nuestra ingesta alimentaria y enfocarnos en Dios, nuestro espíritu, nuestra alma y nuestro cuerpo se desarrollan.

El ayuno es una forma de afirmar el control de nuestra mente y nuestro espíritu sobre nuestro cuerpo. Es muy importante que entendamos que tenemos la libertad de escoger nuestras mentalidades, que el capítulo 13 abordará brevemente la perspectiva contraria: que nuestro cerebro físico nos llama a hacer lo que hacemos. Veremos que, a pesar del atractivo de los escaneos cerebrales, estamos muy lejos de estar atrapados en las mentalidades que actualmente tenemos.

13

ESTE ES TU CEREBRO CON ESCANEOS CEREBRALES

Todos hemos visto los titulares: "Este es tu cerebro con drogas"; "Este es tu cerebro con porno"; "Este es tu cerebro con videos de gatos en YouTube". Está bien, tal vez no el último titular. Sin embargo, el uso inescrupuloso de las imágenes cerebrales por parte de medios de comunicación, empresas, oficinas de prensa de universidades, y muchos investigadores, parece ofrecernos pruebas físicas de que todo, desde la obesidad hasta el asesinato, se origina en un cerebro que está desbalanceado o enfermo. Estas imágenes conducen a confusión cuando se trata de dónde reside la responsabilidad por nuestra salud. Nuestra biología no es nuestro destino. El daño en el cerebro que resulta de decisiones de estilo de vida incorrectas, incluyendo lo que comemos y cómo comemos, sí limita la capacidad del individuo para pensar y decidir, pero *no la destruye*.

Basándome en mi investigación, mis experiencias y mis creencias, veo el cerebro y la mente separados; y, más importante, creo que la mente controla el cerebro. A lo largo de los veinticinco años que ejercí la práctica clínica, y tras haber formado a miles de maestros, estudiantes y corporaciones, vi a incontables personas superar dificultades biológicas y sociales, perseguir sus sueños y tener éxito. He conocido a muchas personas en el curso de mis viajes enseñando este mensaje por todo el mundo, y tenido el privilegio de verlos superar circunstancias imposibles. He visto —tanto de primera mano cómo en literatura científica y ciertamente en la historia— el poder de la decisión humana. Y creo en un Dios que es amor, un Dios que nos ha dado una mente poderosa y juiciosa (2 Timoteo 1:7; 1 Juan 4:8).

No podemos emocionarnos cuando escuchamos mensajes sobre cuán poderosos nos ha hecho Dios, y a la vez negarnos a escuchar la otra cara de la moneda, es decir que podemos utilizar ese poder incorrectamente. Si creemos que somos creados maravillosamente, existe una pesada responsabilidad que viene con ser portadores de la imagen gloriosa de Dios (Génesis 1:27). Si creemos que somos poderosos leones de Dios, entonces también tenemos que reconocer nuestra capacidad de matar: una capacidad que puede utilizarse tanto para bien como para mal. Tenemos que tomar responsabilidad personal por el modo en que pensamos, hablamos, actuamos y comemos (Lucas 6:46; 12:48; 2 Corintios 5:10; Santiago 4:17). Tenemos que dejar de ser víctimas de nuestra biología, de lo que nos ocurre, y comenzar a ser vencedores. ¿Acaso no somos más que vencedores en Cristo (Romanos 8:37)? ¿Hay algo imposible para nuestro Dios (Mateo 19:26)? No estamos destinados tan solo a soportar y sobrellevar. Somos llamados a conquistar. Somos llamados a escoger la *vida* (Deuteronomio 30:19).

MI CEREBRO ME HIZO HACERLO

En la actualidad existe una gran división en el mundo de la neurociencia. Muchos científicos creen que la mente es el resultado de las neuronas que se activan: ven la mente como una *propiedad emergente* del cerebro. Por otro lado, muchos científicos (yo misma incluida) somos dualistas mente-cuerpo: argumentamos que la mente cambia el cerebro. La perspectiva neurocéntrica del primer argumento surge del deseo de la humanidad de adorar lo creado (el cerebro) en lugar de adorar al Creador.

En efecto, esta mentalidad neurocéntrica y centrada en el cerebro está influenciando de modo alarmante todos los ámbitos de la vida. Se ha puesto cada vez más de moda suponer que el cerebro es el nivel más importante de análisis para comprender la conducta humana, y que la mente es más o menos prescindible, literalmente un subproducto del cerebro. Vemos la actividad de las neuronas y suponemos que eso es amor o es odio. Sin embargo, ¿y si el amor provoca la actividad de las neuronas? Es una pregunta de qué fue primero: "la gallina o el huevo", que en última instancia requiere que hagamos un juicio basado en nuestra propia interpretación de los datos. En un mundo secular entiendo, aunque no lo comparta, el énfasis mecanicista en el cerebro y la creencia en que la materia puede ser cuantificable, algo que sostienen muchos científicos investigadores en la actualidad. Sus creencias han moldeado sus interpretaciones de la neurociencia, así como mis creencias en un Dios todopoderoso, el libre albedrío, y el poder intangible de la mente moldean mis interpretaciones de la neurociencia.

Pero ¿por qué es tan peligrosa esta corriente de pensamiento neurocéntrico? En esencia, la "simplificación excesiva, la licencia interpretativa y la aplicación prematura de la ciencia cerebral en los dominios legal, comercial, clínico y filosófico" puede llevarnos a aguas turbias cuando se trata de aceptar la responsabilidad por nuestras acciones. ¿Eres un asesino, o la diferente actividad que se vio en ese escaneo cerebral te hizo hacerlo? ¿Eres adicto a la comida porque tu cerebro está programado así, porque heredaste una predisposición genética de tus padres, o porque tú has tomado decisiones?

Alguien podría decir: "Mi escaneo cerebral muestra que tengo una amígdala hiperactiva, así que me resulta difícil controlar mis emociones y por eso no puedo controlar mi alimentación". Cuando comienzas a recorrer ese camino, en última instancia tendrás que cuestionarte tu creencia en el libre albedrío, ya que un enfoque predominante en el cerebro arrebata el control al individuo y coloca la culpa directamente en el cerebro.

No niego que se producirán cambios muy reales en el cerebro (cómo la mente cambia el cerebro es mi área de especialidad) cuando llevamos un estilo de vida tóxico en cuanto a comer y beber, y tampoco niego que algunos individuos sí que tienen daños cerebrales, aunque no es culpa de ellos. Sin embargo, para la mayor parte la mente (es decir, nuestros pensamientos y decisiones) viene primero, lo cual causa problemas en el cerebro y el cuerpo, los cuales a su vez dan retroalimentación a la mente, haciéndonos sentir muy mal si nuestra mente es tóxica.

NO HAY EXCUSA PARA LAS EXCUSAS

Incluso si nos sentimos muy mal por las decisiones de estilo de vida equivocadas, necesitamos dejar de buscar excusas y reconocer que la mente es más poderosa que el cerebro y el cuerpo. Donde va la mente, siguen el cerebro y el cuerpo. En la mayoría de las ocasiones llegamos allá primero con nuestra mente, de modo que podemos regresar a un lugar bueno del mismo modo: con nuestra mente.

No se puede confiar en el cerebro iluminado coloridamente en un escáner de fMRI (imágenes por resonancia magnética funcional), SPECT (tomografía computarizada por emisión de fotón único) u otra tecnología de imagen para ofrecer una visión profunda de la mente. Esta tecnología fenomenal, pero en desarrollo y limitada, proporciona un mero vistazo a la actividad que ocurre en el cerebro en términos de energía, metabolismo de la glucosa y flujo sanguíneo. *No muestra nuestros pensamientos.* Los neurocientíficos están muy lejos de determinar el vínculo exacto entre lo que ven en las imágenes y el contenido de nuestros pensamientos. La tecnología de imagen cerebral no puede leer tus pensamientos, deseos, amores, mentiras, sentimientos, moral, o la singularidad de quién eres, ni tampoco lo que está sucediendo en tu mente con respecto a la alimentación.

Para algunos neurocientíficos y filósofos, puede que no seas nada más que tu cerebro, pero para Dios eres espíritu, alma y cuerpo, creado de modo único y maravilloso, la corona de su creación (Salmos 139:14). Esto nos da gran esperanza para lograr comer correctamente, de modo que podamos tener un cuerpo, un cerebro y una mente sanos. Nuestro cerebro y nuestro cuerpo tienen que hacer lo que nosotros les decimos que hagan por medio de nuestra mente (nuestras decisiones, que son señales electromagnéticas y cuánticas reales con efectos químicos reales en el cerebro y el cuerpo).

No es lógico considerar que el comportamiento, incluidas las elecciones de alimentos, están fuera del control de una persona simplemente porque se puede observar cierta actividad neuronal asociada en el cerebro. Como explican la psiquiatra Sally Satel y el psicólogo Scott O. Lilienfeld en *Brainwashed: The Seductive Appeal of Mindless Neuroscience* [La seductora atracción de la neurociencia sin sentido]:

> Los escáneres por sí solos no pueden decirnos si una persona es un mentiroso desvergonzado, si es leal a una marca de producto, si se ve impulsado a consumir cocaína, o si es incapaz de resistir el impulso de matar. De hecho, los datos derivados del cerebro actualmente añaden poco o nada a las fuentes más comunes de información sobre las que nos apoyamos para tomar esas determinaciones; principalmente, son neurorredundantes. En el peor de los casos, la información neurocientífica en ocasiones distorsiona nuestra capacidad de distinguir las buenas explicaciones de fenómenos psicológicos de las malas explicaciones.

Sabemos que alguien es un mentiroso desvergonzado cuando miente sin ninguna vergüenza. Lo mismo puede decirse de los clientes leales, los adictos y los asesinos. Ver su actividad cerebral en una pantalla es esencialmente "neurorredundante" en términos de saber que ellos han decidido hacer esas cosas. Si buscamos respuestas en un escaneo cerebral, podemos caer en la trampa de buscar todas las soluciones a todos nuestros problemas en una imagen del metabolismo de la glucosa, la energía y el flujo sanguíneo. Esto es reduccionismo científico en su peor estado, que se enfoca de modo miope en una sensación de "somos lo que hacen nuestras neuronas".

Los escaneos cerebrales son esencialmente tan precisos como intentar oír la conversación exacta que se mantiene en la calle abajo cuando estamos de pie en el tejado de un rascacielos. Puede que veamos moverse las bocas, pero no escucharemos esa conversación. De la misma manera, los escaneos cerebrales ven actividad, pero no conocen la conversación que está ocurriendo en las profundidades del cerebro como resultado de la mente en acción. Una confianza tan excesiva en la información de imágenes cerebrales hace una gran injusticia a la hermosa complejidad del método científico como medio de entender la hermosa complejidad de la creación de Dios.

Está claro, entonces, que tenemos la preciosa libertad y también la increíble responsabilidad de escoger nuestras mentalidades. No están determinadas por nuestro cerebro o por nuestros genes. Veamos con más detalle cómo se desarrolla esa responsabilidad con respecto a los hábitos alimenticios destructivos en los cuales nosotros mismos o nuestros hijos podemos encontrarnos enredados.

14

EMOCIONES CONFUSAS, CONDUCTAS DESTRUCTIVAS

Muchos planes de dieta en la actualidad se basan principalmente en cambios conductuales. Todos ellos nos dicen que tenemos que hacer más ejercicio y comer mejor, con frecuencia con algún plan elaborado que da la sensación de que alguien acaba de arrebatar la alegría al comer y ha encerrado todo el placer en una mazmorra medieval. Sin embargo, recordemos que nuestra mente es más poderosa que nuestra conducta: nuestra mente dirige nuestra conducta. El único modo de poder bajar de peso, sin volver a recuperarlo, es por medio de nuestra mente: cuando plantemos con nuestra mente "árboles" de comida sana en nuestro cerebro, comeremos comida sana en realidad.

Cuando disciplinamos o renovamos nuestra mente, cambiamos cómo pensamos acerca de la alimentación, cambiando así el marco de un estado de nuestras decisiones alimenticias. La mente no consciente es muy influyente en nuestro pensamiento y nuestras decisiones, como he dicho anteriormente, pero la mente consciente —igualmente poderosa— puede superar el pasado. Hasta que construyamos una *mentalidad de consciencia* en cuanto a cómo y cuándo comer, con las emociones correctas vinculadas al proceso de escoger y comer alimentos, no se producirá una pérdida de peso *sostenible*. Literalmente, tenemos que convencer a nuestro nivel mental dominante no consciente (el 95 por ciento de la función cerebral, recuerda) construyendo e integrando una mentalidad automatizada y reconceptualizada, la cual sustituye al motivo por el que desde un principio tenemos una dieta poco sana y un peso poco sano. Nosotros somos quienes convencemos; nos hacemos cargo de nuestra mente. Las conductas tóxicas de nuestro pasado no tienen que apoderarse de nuestro futuro. Somos lo que pensamos.

Sin embargo, este cambio no es instantáneo. Son necesarios veintiún días para renovar las sendas neurales, además de otros cuarenta y dos días, para un total de sesenta y tres días, para integrar firmemente esas nuevas mentalidades en nuestro nivel de mente no consciente, para así usarlas y que sea evidente en nuestra vida un cambio real. Cualquier dieta que prometa resultados instantáneos debería colocarse bajo nuestro radar intelectual; el cambio real y permanente siempre requiere tiempo y esfuerzo. Ninguna cantidad de afirmaciones positivas como *no me comeré ese helado aunque haya tenido un día difícil y sienta que me lo merezco* tendrá éxito en la creación de patrones de pensamiento saludables. Hasta que lidiemos con la mentalidad tóxica sobre alimentación que domina nuestra mente, en esencia estaremos nadando vigorosamente contra la marea de pensamientos en nuestra propia cabeza. Estaremos peleando una batalla que no *creemos* que podemos ganar.

Pero podemos ganar. Dios diseñó la mente humana con una capacidad totalmente asombrosa de cambiarse a sí misma. Podemos renovar nuestros pensamientos (Romanos 12:2). Hablaré de las técnicas para corregir patrones de pensamiento en la parte 3 de este libro, y se puede encontrar más información sobre renovar la mente científica y espiritualmente en mi libro *Enciende tu cerebro*.

LA MANZANA NUNCA CAE LEJOS DEL ÁRBOL

Lo que decidimos comer afecta no solo nuestra salud sino también la salud de nuestros hijos. A primera vista, esta afirmación puede parecer redundante. Está claro que lo que decidimos cocinar y comer también lo comerán nuestros hijos. Sin embargo, no solo les estamos dando una comida; les estamos enseñando una manera de comer: una mentalidad sobre los alimentos que pueden llevar con ellos a lo largo de sus vidas. Por lo tanto, es imperativo que, como padres y tutores, nos enfoquemos en enseñar a nuestros hijos a lidiar con emociones y patrones alimenticios saludables.

Los niños harán lo que nosotros hacemos, no lo que decimos. Un estilo de vida sedentario y una mala dieta pueden predisponer a un niño a una enfermedad relacionada con un estilo de vida tóxico, incluso en la más feliz de las familias donde las emociones están balanceadas. Deben establecerse desde temprana edad patrones de estilo de vida que fomenten una respuesta saludable a la necesidad de comer.

Además, necesitamos enseñar a nuestros hijos acerca de sus emociones y cómo manejarlas, incluso cuando sea incómodo para todos los involucrados. Las emociones confusas crean trastornos en la mente, los cuales a su vez producirán conductas que son igualmente confusas y autodestructivas.

EL ELEFANTE EN EL COMEDOR: TRASTORNOS ALIMENTICIOS

Una categoría de conducta alimenticia autodestructiva son los trastornos alimenticios. Se ha enfocado mucha investigación en cómo las emociones negativas y destructivas contribuyen a la anorexia nerviosa, la bulimia, y otros trastornos alimenticios. Se consideran *patrones alimenticios emocionales*. Sin embargo, ha habido una notable falta de investigación que podría ayudar a comprender cómo las emociones positivas son distorsionadas por quienes sufren de estos trastornos potencialmente mortales, que tienen una tasa de mortalidad hasta doce veces mayor que otras causas de muerte combinadas para mujeres de entre quince y veinticuatro años.

Un estudio reciente ha destacado el papel que pueden desempeñar las emociones normales y positivas en la exacerbación de los

trastornos alimenticios. Los investigadores descubrieron que los sujetos de estudio batallaban con emociones negativas como una mala
imagen corporal, además de tener paradójicamente una sensación
positiva de orgullo por ser capaces de mantener y superar sus metas
de pérdida de peso. De hecho, este estudio también descubrió algo
peculiar en las mujeres que tenían más dificultad para entender cómo
reconocer en el momento en que las emociones positivas se estaban
distorsionando (mediante sus pensamientos): ellas mostraban con
más frecuencia conductas propias de la anorexia, como vomitar, usar
laxantes, restringir calorías, hacer ejercicio en exceso, revisar la grasa
corporal, y controlar constantemente su peso. Muchas de las participantes sabían que estaban dañando su salud; pero su sensación de
orgullo ante sus resultados ayudaba a mantener sus hábitos alimenticios destructivos.

Sin embargo, los trastornos alimenticios son *trastornos*, no *enfermedades*. El cambio en estos patrones de consumo de alimentos que
amenazan la vida implica *decidir cambiar* sobre la base de una consciencia de la *necesidad fundamental* de hacerlo. El concepto de una
enfermedad cerebral es muy limitante y casi siempre produce una
sensación de desesperanza: la perspectiva de que eres lo que hace tu
cerebro, y realmente no hay nada que puedas hacer al respecto. Un
trastorno cerebral, por otra parte, produce esperanza en el sentido de
que, aunque ha habido cambios fisiológicos significativos en el cerebro, este puede cambiar (neuroplasticidad). La mente es más poderosa que el cerebro: dirige el cambio.

Decidir cambiar y abandonar un patrón de pensamiento tóxico
puede dar como resultado, de hecho, el crecimiento cerebral. Varios
psicólogos y neurocientíficos han descubierto que el volumen cerebral en adultos, que puede verse reducido por la anorexia nerviosa
y otros trastornos alimenticios, también se puede recuperar a través
de cambios en los patrones de pensamiento o mentalidades. Renovar
tu mente no solo se aplica a cambiar tu modo de pensar. Al *decidir*

cambiar tu modo de pensar, ¡literalmente puedes recuperar materia gris en el cerebro! Cuando Dios dijo que sus planes para ti están llenos de esperanza, lo decía de verdad (Jeremías 29:11).

COMIDA PROCESADA Y ADICCIÓN

Los trastornos alimenticios me conducen necesariamente al tema de las adicciones a la comida. Todas las adicciones son similares en el sentido de quien las padece anhela la ráfaga de sensación placentera que recibe de sus neurotransmisores químicos al comer en exceso, jugar, fumar, tener relaciones sexuales o consumir drogas. El término "adicción a la comida" ciertamente tiende a evocar la imagen de individuos obesos escondiéndose en una despensa y comiendo de manera descontrolada en la oscuridad.

Sin embargo, es más importante considerar el concepto de comida *y* adicción, contrariamente a adicción a la comida. En otras palabras ¿cómo se convierte en una adicción algo que es biológicamente necesario para la vida? Es diferente de una adicción al alcohol o las drogas, que no son necesarios para la supervivencia. ¿Hemos alterado nuestros alimentos de tal manera para hacerlos particularmente propensos a que se vuelvan adictivos? ¿Por qué no nos hacemos adictos a la col rizada o a los tomates tan fácilmente como a las papas fritas o a los refrescos, por ejemplo?

Entre muchos investigadores de alimentos existe un consenso de que los productos parecidos a alimentos que cada vez más personas consumimos hoy pueden influir en la función cerebral de manera adictiva al distorsionar las sendas de pensamiento normales. Como discutimos en la parte 1, los tres principales componentes de los alimentos procesados, conservados y refinados (azúcar, sal y grasa) pueden secuestrar la función cerebral y limitar nuestra capacidad de elección. Mencioné brevemente los estudios realizados por grandes empresas alimentarias sobre el cálculo de los "puntos de felicidad", en los que las papilas gustativas son estimuladas "científicamente" para determinar el punto en el que los alimentos se vuelven literalmente irresistibles o el punto en el que desearemos más y más, dando así origen a potenciales "adicciones a la comida". Mediante este proceso puede producirse daño en el cerebro.

Walter Willet, presidente del Departamento de Nutrición de Harvard y también uno de los nutricionistas más citados en la actualidad, señala con su dedo directamente a las empresas alimentarias cuando se trata del sistema alimentario actual. Willet considera la transformación de la comida en un producto industrial, de lo que hablé en la parte 1, como arrebatar la mayor parte de la nutrición a nuestros alimentos. Azúcar procesado, sal, grasa y otros componentes de los alimentos han sido distorsionados y convertidos en formas descontextualizadas y concentradas de su diseño original. ¿Es sorprendente, entonces, que estos alimentos influyan en nuestro cerebro como si fueran drogas?

La situación es todavía más grave. Aunque la industria alimentaria es bien consciente del poder de manipular nuestras preferencias de sabor y el circuito de recompensa en el cerebro, como vimos en la parte 1, el gobierno no regula sus esfuerzos. La industria alimentaria "no está obligada a probar sus productos por sus efectos adictivos en el cerebro ni por la medida en que los componentes de sus alimentos provocan el consumo excesivo". Desde luego, si alguien diseñara deliberadamente un producto de tal manera que manipulara tus procesos biológicos a fin de ganar más dinero, te sentirías indignado; sin embargo, ¿por qué se permite a las industrias alimentarias hacer eso sin impedimentos?

Sin duda, las elevadas cantidades de azúcar refinada y procesada, sal y grasa en la mayoría de los alimentos de la DAM, y así en la mayoría de productos alimenticios que muchos consumimos actualmente, son increíblemente alarmantes desde una perspectiva de la ciencia cerebral. Estos ingredientes causan secreciones masivas y anormales de dopamina cada vez que se consumen, en cantidades mucho mayores de las que nunca hemos estado acostumbrados en la historia humana. La dopamina mejora la formación de memoria, de modo que los recuerdos de estos alimentos siguen haciéndose más fuertes, reforzados en nuestra mente con efectos tóxicos. Estos alimentos son particularmente hábiles para conseguir "engancharnos". Esto se denomina la paradoja plástica: nuestra mente cambia el cableado de nuestro cerebro como respuesta a señales externas.

¿Por qué es esto una paradoja? Las señales que cambian nuestro cerebro pueden ser buenas o malas. Los mismos principios de plasticidad se emplean cuando integramos un buen hábito o un mal hábito; sin embargo, si la mente puede cambiar el cerebro, ¿por qué son tan difíciles de romper los hábitos poco saludables? Utilizamos la plasticidad para construir esos hábitos con el paso del tiempo; usamos la plasticidad para implantarlos en nuestra alma. Como bien sabes, cualquier cosa en la que más pienses crecerá. Por lo tanto, de la misma manera, se necesita el mismo tipo de esfuerzo para romper el hábito, pero debido a que estamos revirtiendo la marea, es necesario un mayor esfuerzo. Plasticidad no es igual a falta de esfuerzo. Plasticidad significa cambio, y el verdadero cambio nunca se produce sin esfuerzo.

Esencialmente, donde va nuestra mente, nuestro cerebro sigue. Como recordarás, nuestros pensamientos constituyen alrededor del 80 por ciento de estas señales, y otros factores externos constituyen el 20 por ciento restante. Las señales buenas y sanas se equiparan a cambios cerebrales buenos y sanos, mientras que las señales malas y poco sanas se equiparan a cambios cerebrales malos y poco sanos.

Sí, el proceso del cambio es un desafío; sin embargo, recuerda que somos diseñados por Dios para llevar cautivo todo pensamiento (2 Corintios 10:5). Independientemente de cuán sutiles y astutas sean las campañas publicitarias de la industria alimentaria, y cuán irresistible se vuelva el punto de felicidad, seguimos teniendo la mente de Cristo (1 Corintios 2:16). No somos máquinas que funcionan con químicos, y no somos víctimas de nuestra biología. Somos seres altamente intelectuales, que pensamos y decidimos, creados a imagen de un Dios perfecto (Génesis 1:27). Y se nos ha dado el Espíritu Santo para ayudarnos, quien es mucho más poderoso que el deseo de comer una hamburguesa con queso (Romanos 8:26-27).

¿ESTAMOS ENGANCHADOS A ESTAR ENGANCHADOS?

La adicción, incluyendo la adicción a la comida, no es una enfermedad crónica como la describe el actual modelo biomédico. Según la Sociedad Americana de Medicina de la Adicción (ASAM, por sus siglas en inglés), la adicción es "una enfermedad primaria y crónica del sistema de recompensa, motivación, memoria y circuitos relacionados del cerebro". Sin embargo, existe una amplia evidencia, en particular en estudios a poblaciones, que muestra que la inmensa mayoría de personas que superan adicciones lo hacen por su cuenta.

Por desgracia, la "adicción a la comida" se está colocando en la misma categoría de enfermedad cerebral, lo cual apunta inevitablemente a quitar responsabilidad al individuo. Según esta línea de pensamiento, tener sobrepeso u obesidad se convierte en algo con lo que simplemente tenemos que lidiar, "muy parecido al manejo de otras enfermedades crónicas, como el asma, la hipertensión o la diabetes", dice el Dr. Daniel Alford del Centro Médico de la Universidad de Boston. "Es difícil curar a las personas, pero indudablemente se puede manejar el problema hasta el punto en el que sean capaces y puedan funcionar mediante una combinación de fármacos y terapia". El modelo de enfermedad cerebral y el lenguaje de la adicción a la comida se centran predominantemente en soportar, no en sanar, problemas relacionados con el estilo de vida.

Está claro que Dios no dijo que la vida sería fácil y sin problemas, pero Cristo vino para hacernos libres y darnos vida abundante (Lucas 4:18; Juan 10:10). Vino para salvarnos (Éxodo 15:26; Salmos 30:2; Mateo 9:35; Marcos 5:34; Lucas 8:43-48; Santiago 5:16).

Dios ha hecho nuevas todas las cosas en Cristo Jesús (2 Corintios 5:17; Colosenses 1:20). Jesús ya ha ganado la victoria (Juan 16:33; 1 Corintios 15:57; 2 Corintios 2:14). Somos más que vencedores en Cristo (Romanos 8:37). Nunca fuimos creados solamente para *soportar.*

SOMOS DISEÑADOS PARA SER ADICTOS... AL AMOR

Nuestros circuitos de recompensa del cerebro envían una respuesta neurofisiológica por excelencia cuando pensamos y comemos de manera sana. Dios nos ha dado una increíble variedad de alimentos y de maneras de comer que son exactamente lo que necesitamos específicamente para donde vivimos. Yo lo denomino el concepto "programados para el amor" que es operativo en nuestro cerebro y nuestro cuerpo, y en este universo que habitamos. Ciertamente Dios es amor, y toda su creación, por lo tanto, está basada en el principio del amor (1 Juan 4:8, 16).

Cuando intentamos reproducir alimentos de tal manera que va en contra del diseño de la naturaleza en lugar de imitar a la naturaleza, como discutimos en la parte 1, interferimos en el plan de Dios. En última instancia, la ciencia está aquí para comprender el universo de Dios y no para reproducirlo: la ciencia explica el "cómo" de la creación. Nos permite aprender "cómo" administrar el mundo de Dios de una manera que le permita funcionar óptimamente dentro de sus propios parámetros creados. Sin duda, con una sensación de asombro y humildad somos capaces de aprender de la naturaleza mediante la biomimética. La ciencia no está aquí para mejorar un diseño que *ya* es bueno. Lo segundo es un enfoque de "comer del árbol del conocimiento": pensamos que podemos hacer las cosas mejor que Dios (Génesis 3:5).

Llevando esto al ámbito de la adicción, los circuitos de recompensa en el cerebro son secuestrados por nuestras decisiones (nuestra mente), lo cual cambia el cerebro físicamente. La biología defectuosa no es la culpable. Los circuitos de recompensa tóxicos derivados de pensamientos erróneos y elecciones alimenticias incorrectas (y otros factores ambientales) en un bucle de retroalimentación circular pueden afectar indudablemente la claridad de la mente. De hecho, los alimentos que consumieron nuestros padres también afectan nuestra salud epigenéticamente. Sin embargo, la mente sigue siendo más fuerte que el cerebro: Cristo dijo que no nos daría ninguna tentación que no podamos soportar, y que nos ha dado una salida para que podamos resistir (1 Corintios 10:13). El cerebro se transformará, o renovará, en la dirección donde lo envíe la mente; como dijimos anteriormente, esto se conoce como la paradoja plástica. Por eso la inmensa mayoría de las personas pueden superar adicciones cada día, y lo hacen. Decidir salir de una adicción tóxica es de lo que están compuestos los testimonios, y ciertamente los milagros.

LUCHAR CONTRA EL FUEGO CON FUEGO

Si las corporaciones alimentarias están pensando deliberadamente cómo conseguir que compremos sus productos, es momento de que nosotros *pensemos deliberadamente* qué le está haciendo eso a nuestra vida, a nuestros seres queridos y a nuestro planeta, y lo que podemos hacer para plantear pelea. Todos deberíamos estar planeando cómo podemos contraatacar a nuestra propia manera única. Ya sea cultivando un huerto, criando gallinas, haciendo presión, cultivando, cocinando, escribiendo un blog, hablando, filmando, danzando o cualquiera que sea nuestra pasión: le ponemos nombre, creemos en ello y lo hacemos. Todos tenemos un increíble poder para pensar, lo cual nos permite tener éxito en cualquier cosa en la que "pongamos nuestra mente": ¡literalmente!

Solamente la lectura de la afirmación anterior nos da la capacidad de poder superar la influencia de la industria alimentaria. Debido a la neuroplasticidad, lo que leemos cambia nuestro cerebro, y eso puede comenzar a cambiar nuestro modo de pensar. Nos mezclamos con nuestros entornos, y si *decidimos* no mezclarnos con el sistema alimentario actual, si decidimos salir de su dieta disfuncional, quedaremos sorprendidos por cómo puede cambiar nuestra vida. Dondequiera que va la mente, nuestro cerebro sigue.

Consciencia y conocimiento son potentes herramientas en la lucha "del pensamiento" contra la DAM. Leer la información que hay en este libro debería ser solamente el inicio del viaje. De hecho, solamente saber que el diseño del supermercado es así para lograr que compremos productos parecidos a alimentos, procesados y refinados, por parte de empresas que no tienen como su enfoque fundamental nuestra salud, puede empoderarnos para tomar más decisiones alimentarias que sostienen la vida y cambiar de modo drástico nuestra mentalidad detrás de la comida.

¿QUÉ CLASE DE ADICTO QUIERES LLEGAR A SER?

Estamos diseñados para ser adictos a Dios. Nuestro cerebro está programado para agarrarse de algo, y ese algo es Dios. Cualquier adicción tóxica, ya sea a la comida, a las drogas, o incluso a una persona, es el resultado de una elección errónea. Sin embargo, como demuestra un creciente número de investigaciones, la mayoría de las personas pueden dejar las adicciones. Los individuos que siguen siendo adictos por lo general se suscriben al modelo biomédico y la filosofía derrotista que dice: "una vez adicto, siempre adicto". Sin embargo, Dios vino para hacernos libres, no para encerrarnos (Lucas 4:18). Como dijo C. S. Lewis en *El peso de la gloria*: "Somos complacidos con demasiada facilidad". No hagas que la comida sea tu ídolo, ni tampoco ninguna otra cosa creada. Siempre te decepcionará; pero Dios nunca lo hará.

No olvides nunca que eres más que una adicción. Las decisiones tóxicas que tal vez has tomado en el pasado no te definen. Eres definido por tu identidad en Cristo (Génesis 1:27; 1 Corintios 6:17; 12:27; Gálatas 3:27-28; Col. 2:9–10). Eres su hijo o su hija; eres su heredero

(Juan 1:12; Efesios 1:5; 1 Pedro 2:9; 1 Juan 3:1-2). Comencemos a reconocer esta identidad divina también en nuestras decisiones sobre los alimentos. Eso es lo que significa "busquen primeramente el reino de Dios y su justicia, entonces todas estas cosas les serán añadidas" (Mateo 6:33). Busquemos primero a Cristo, y el placer de los alimentos *reales* y de una buena salud llegarán como un subproducto de ser adictos a Él.

Comencemos este proceso de cambio aumentando nuestro conocimiento de lo que es la comida *real*; comencemos a cambiar nuestra actitud hacia la comida; comencemos a desarrollar las habilidades necesarias para cambiar. Debemos *escoger* la vida (Deuteronomio 30:19).

Y podemos escoger. Como veremos en el capítulo siguiente, ni siquiera nuestros genes están grabados en piedra y por encima del alcance de los cambios. La ciencia de la epigenética nos enseña cómo el ambiente y la elección alteran incluso nuestros genes.

15

YO, YO MISMO, Y MI AMBIENTE EPIGENÉTICO

En 1988 John Cairns, biólogo molecular británico, produjo evidencia convincente de que nuestras respuestas a nuestro ambiente determinan la expresión de nuestros genes. Cairns, mediante el examen de mutaciones genéticas, observó que no solo cambia la expresión génica en respuesta a señales internas y externas, sino que el propio gen también cambia. Así nació un nuevo campo en la ciencia: la ciencia de la epigenética, usando el término acuñado por el predecesor de Cairns, Conrad Waddington (quien usó el término como manera de describir cómo un organismo se adapta más allá o por encima de lo que él entendía comúnmente por genética, de ahí *epi*, que significa "sobre" o "por encima" en griego).

La epigenética examina cómo los ambientes regulan la actividad y la expresión de los genes como respuesta a señales internas y externas. A través de estas observaciones, la comunidad científica ha desarrollado una mayor comprensión de cómo lo que pensamos, decimos y hacemos cambia los ambientes de nuestras células. Por ejemplo, cuando pensamos, aprendemos, porque estamos cambiando nuestros genes y creando otros nuevos en respuesta a nuestra necesidad de guardar la nueva información. Para comprender cómo funciona este proceso, piensa en la manera en que nuestro cuerpo produce anticuerpos en respuesta a un virus como sarampión o varicela. Se crean nuevos genes mediante la recombinación (el proceso mediante el cual el material genético es dividido y unido a otro material genético) en respuesta a la necesidad de expresar las proteínas para crear esos anticuerpos y proteger nuestro cuerpo. Lo mismo sucede con nuestros pensamientos, ¡los pensamientos son cosas reales!

Esencialmente personas, plantas, animales y otros organismos vivos comienzan con cierto código genético (la parte "natural" del concepto bien conocido de naturaleza-crianza) en la concepción. Sin embargo, la decisión de qué genes son "expresados" o activados está fuertemente influenciada por factores ambientales en términos de epigenética. Estas influencias ambientales son la parte "crianza" de la ecuación: el ambiente social, emocional, cultural y económico en los que crecemos.

Dios ha establecido una interacción compleja y hermosa entre nosotros, nuestra biología y nuestros ambientes. Debido a este intercambio, la expresión genética puede cambiar rápidamente con el tiempo: los genes son influenciados por factores internos y externos, y esos cambios pueden ser transmitidos a nuestra descendencia. Sin embargo, existe otro factor, el factor más poderoso en el complejo diseño de Dios, que domina naturaleza y crianza: nuestra singularidad o factor-I.

EL FACTOR-I

Todos tenemos una mente llena de amor, poderosa y juiciosa (1 Timoteo 1:7). Somos creados de modo maravilloso y asombroso (Salmos 139:14). Tenemos un factor-I fenomenal. Y podemos cambiar nuestros ambientes mental y biológico con los pensamientos que escogemos pensar.

La ciencia emergente de la epigenética está comenzando a arrojar una luz sobre cómo nuestra salud mental y física está a nuestro alcance, lo cual contradice la creencia dominante y mecanicista de que los seres humanos somos máquinas biológicas. La epigenética destaca nuestra capacidad de responder a nuestro ambiente, el cual lo incluye todo, desde lo que pensamos hasta lo que entendemos generalmente por exposición ambiental. Pensamientos y emociones, junto con la exposición a la luz del sol, el ejercicio, la comida, y todo lo que decidimos poner sobre nuestro cuerpo y dentro del mismo, afectan directamente la expresión del ADN.

La epigenética, por lo tanto, es el proceso de *cómo* la operación de los genes cambia en respuesta a señales internas y externas. Los cambios epigenéticos ocurren independientemente de los genes, activándolos o desactivándolos a través de procesos llamados metilación y acetilación, respectivamente. Los grupos acetilo y metilo son agrupaciones de átomos que se adhieren al gen y a las proteínas asociadas, haciéndolos más o menos receptivos para recibir y responder a señales bioquímicas y mentales. Un grupo acetilo activa el gen y un grupo metilo lo desactiva.

Un número creciente de investigaciones está destacando cómo estos patrones de metilación y acetilación cambian en respuesta a los *pensamientos y elecciones de estilo de vida*. Tener pensamientos tóxicos puede alterar la expresión genética, al igual que ciertas dietas, o la exposición a químicos y contaminantes también pueden resultar en cambios que afectan nuestros genes.

Vemos este poder sobre nuestras circunstancias reflejado en la Escritura. En Filipenses 4:7 el apóstol Pablo observa que la paz de Dios puede proteger nuestro corazón y nuestra mente, una poderosa verdad reflejada en Isaías 26:3 (RVR-60): *Tú* [Dios] *guardarás en completa paz a aquel cuyo pensamiento en ti persevera; porque en ti ha confiado.* Proverbios 4 alaba la belleza de las palabras vivas de Dios, que "dan vida a quienes las hallan; son la salud de todo el cuerpo"

(v. 22). Cuando implantamos la Palabra de Dios en nuestra mente mediante nuestros pensamientos, llenamos nuestro cerebro de la potente influencia ambiental del amor de Dios, que influye directamente en nuestra salud mental y física en una dirección positiva. ¡Eso sí que es una "mente juiciosa"!

LA GRASA ESTÁ EN EL FUEGO: EL PELIGRO DE LOS ENTORNOS ALIMENTARIOS TÓXICOS

La epigenética es esencialmente el camino por el cual nuestro cuerpo recibe una señal del mundo externo (alimentos, eventos y circunstancias) y del entorno interno (pensamientos), y la convierte en un conjunto de instrucciones químicas, electromagnéticas y cuánticas para nuestros genes. Así, a través de nuestras elecciones de pensamiento y estilo de vida podemos crear un entorno muy saludable o muy tóxico alrededor de nuestras células. Lo que comemos influye directamente en el ambiente que rodea nuestras células; este proceso biológico es lo que sostiene la vida. Comida buena y *real* significa un ambiente saludable en nuestro cerebro y nuestro cuerpo, y esto permite que se produzca la expresión genética como debería. Las proteínas, grasas, azúcares, vitaminas, minerales, fitonutrientes, y todos los demás componentes necesarios de la comida afectarán nuestro cuerpo de una manera programada para el amor, tal como fue la intención de Dios. Añadamos a nuestro menú una vida pensante positiva y basada en el amor, ¡y estaremos en el camino hacia una verdadera salud sostenible!

Sin embargo, ¿qué ocurre si el ambiente es tóxico? Supongamos que vamos a la tienda y compramos hamburguesas convencionales, que provienen de ganado criado en un gran lote de engorde, similar a los que describí en la parte 1. Primero, las grasas como los ácidos grasos omega-3 y omega-6 en la carne tienen una estructura diferente de las grasas en el ganado alimentado con pasto y sin químicos, porque los animales han sido alimentados con granos (muchos de los cuales fueron genéticamente modificados). En muchos casos, estos animales incluso son alimentados con otros animales, así como con pasteles y caramelos en mal estado, con envolturas incluidas (sin mencionar que comen estos alimentos mientras están de pie en sus propias heces). Estos nuevos tipos de grasas alteran nuestra bioquímica de manera similar a lo que pasa cuando dejamos caer migas crujientes en el teclado de una computadora: esto afecta el funcionamiento de los botones. Igual que esa computadora experimentará dificultades, nuestros procesos biológicos no funcionarán como debieran, lo cual puede aumentar el riesgo de desarrollar enfermedades del corazón, diabetes, obesidad, infertilidad, y enfermedad de Alzheimer, por nombrar solamente algunas enfermedades.

Indudablemente, los ácidos grasos omega-3 y omega-6 son esenciales para nuestra salud, y sin ellos moriríamos. El omega-6 es necesario para crear las señales epigenéticas que promueven la inflamación, mientras que los omega-3 desarrollan señales epigenéticas que calman la inflamación. Estos dos ácidos grasos trabajan juntos en las membranas celulares y comparten enzimas reguladoras, de modo que cuando el omega-3 necesita más enzimas, el omega-6 necesitará menos enzimas. El diseño "programado para el amor" en términos de contenido de omega-3 y omega-6 es tal, que tenemos el balance correcto entre estos dos ácidos grasos en nuestra carne. Cuando comemos alimentos con este balance de ácidos grasos esenciales nos sentimos mejor, tenemos más energía y podemos pensar con mayor claridad y rapidez. De hecho, nuestro flujo sanguíneo será más suave y delgado, lo que previene la inflamación y nos protege contra trastornos cerebrales y enfermedades del corazón.

Sin embargo, cuando consumimos carne de res criada de manera convencional, nuestra ratio de omega-6 a omega-3 aumenta en favor del omega-6. El ganado criado de forma tradicional y alimentado con una dieta al cien por ciento a base de pasto tiene una ratio de omega-6 a omega-3 que promedia alrededor de 1,53 a 1. Sin embargo, la ratio de estas grasas en el ganado alimentado con granos como la soja y el maíz se inclina fuertemente hacia el omega-6, alcanzando una relación de 7,65 a 1. Un estudio reciente, por ejemplo, mostró que consumir cantidades moderadas de carne alimentada con pasto durante solo cuatro semanas puede proporcionar a los individuos niveles más saludables de ácidos grasos esenciales. Los voluntarios que comieron carne alimentada con pasto aumentaron sus niveles sanguíneos de ácidos grasos omega-3 y disminuyeron sus niveles de los ácidos grasos omega-6 proinflamatorios, lo que podría reducir su riesgo de cáncer, coágulos sanguíneos, enfermedades cardiovasculares, deterioro cognitivo y enfermedades inflamatorias, por nombrar solo algunos de los beneficios para la salud de los omega-3. Los individuos en el estudio que habían consumido carne convencional alimentada con granos, sin embargo, terminaron con *menores* niveles de los omega-3 y *mayores* niveles de los omega-6 de los que tenían al inicio del estudio, lo cual sugiere que comer carne convencional puede ser especialmente perjudicial para la salud con el paso del tiempo a medida que aumentan los niveles de omega-6. Los productos de gluten procesado y refinado no son los únicos alimentos que causan inflamación, contrariamente a la opinión popular en torno a las dietas sin gluten y sin granos. Los animales criados de modo convencional son también un problema: a medida que aumentan los niveles de omega-6 aumenta también el riesgo de inflamación. Esencialmente, tenemos que recordar que los culpables no son los alimentos en sí, sino más bien lo que *la humanidad ha hecho* a esos alimentos.

¿MORDIENDO MÁS DE LO QUE PODEMOS MASTICAR?

Y no se trata solo de que "la grasa está en el fuego", como dice el refrán. Los animales obligados a vivir en condiciones miserables, sometidos a procedimientos crueles como la introducción de mangueras en su garganta cuando se ahogan por la dieta que su rumen no puede manejar, tienen niveles más altos de hormonas del estrés, como estoy segura que puedes imaginar. Estas hormonas endurecen la carne, ya que eliminan el glucógeno de los músculos justo antes de la muerte, lo que conduce a niveles disminuidos del ácido láctico necesario para ablandar la carne. Estas hormonas también reducen las concentraciones del complejo de vitaminas B esenciales; zinc; cobre; cromo;

antioxidantes como el glutatión, potasio, hierro y ácido linoleico; y vitaminas A, E y C, entre otros, que son una parte esencial de nuestra salud dietética. Por otro lado, el ganado alimentado con pasto, criado de manera orgánica y tratado con humanidad, proporciona un balance perfecto de lo que necesitamos para sobrevivir y prosperar de una manera programada para el amor.

En última instancia, deberíamos preocuparnos por la forma en que se trata a estos animales, no solo por su bienestar sino también por nuestra propia salud. Como dice Michael Pollan: "Eres lo que come lo que tú comes", o dicho de otra manera "estas hecho de lo que se alimenta aquel animal que tú comes". Si tomamos decisiones alimenticias tóxicas, afectarán el ambiente epigenéticamente balanceado en nuestro cerebro y cuerpo, sin mencionar el efecto que tiene el ganado criado en grandes instalaciones cerradas sobre el complicado balance de nuestros ecosistemas. Nuestra salud, y la salud de nuestro hermoso planeta, sufrirán como resultado. Sin embargo, las decisiones alimenticias arraigadas en el amor sostendrán la vida, ya que Dios creó el mundo, y Dios es amor (1 Juan 4:8).

UNA INVERSIÓN EPIGENÉTICA EN EL FUTURO

A principios del siglo XX, el Dr. Francis M. Pottenger Jr. investigó los patrones dietéticos de los gatos para comprender mejor cómo la alimentación y la salud están relacionadas. Sus hallazgos fueron extraordinarios: las elecciones dietéticas no solo afectaron a los gatos que consumían los alimentos, sino también la salud de las siguientes cuatro generaciones de gatos. Sus resultados sugirieron que las dietas pueden alterar la forma en que funcionan los genes, ya que las conductas de la generación anterior se transmitían a través de una forma de herencia de memoria genética.

La investigación de Pottenger ha sido corroborada desde entonces por varios estudios de animales y humanos. Uno de los estudios trascendentales sobre epigenética y dieta se llevó a cabo con ratones agouti por el científico estadounidense Dr. Randy Jirtle. El gen agouti está estrechamente relacionado con un gen humano que se expresa en la obesidad y la diabetes tipo 2. Los ratones agouti, que tienen un pelaje amarillo, tienden a comer de manera voraz si se les da la oportunidad y tienen una mayor incidencia de enfermedades relacionadas con la alimentación y la muerte como resultado. Este mismo patrón de sobrealimentación se repetía en sus crías. Sin embargo, Jirtle cambió eso: epigenéticamente. Crio a nacientes ratones agouti que eran normales, delgados y sanos, simplemente cambiando parte de la señal ambiental: ¡la dieta de las madres preñadas! Jirtle alimentó a las madres agouti con una dieta rica en un químico conocido como "grupos metilo". Estos grupos metilo son agrupaciones moleculares capaces de inhibir la expresión de ciertos genes. Este cambio en la alimentación alteró la expresión de los genes relacionados con la alimentación en los ratones agouti más jóvenes sin hacer cambios en la secuencia de ADN materno. Así, un simple cambio en la dieta (la parte del 20 por ciento de la conexión mente-cuerpo discutida en el capítulo 10) de la madre preñada cambió el ambiente genético y tuvo un impacto drástico en la expresión genética de sus crías. ¡Los cambios epigenéticos son increíblemente importantes!

Según un creciente número de investigaciones, los mismos cambios epigenéticos relacionados con la dieta ocurren en los humanos. Según un estudio reciente, la dieta de una madre durante el embarazo puede alterar el ADN de su hijo y aumentar el riesgo de obesidad en su descendencia. Otros estudios han confirmado que la dieta de una madre antes de la concepción puede afectar permanentemente cómo funcionan los genes de su hijo. Estos descubrimientos sugieren que las mujeres embarazadas deberían seguir ciertos consejos dietéticos, ya que la dieta puede tener una influencia duradera en la salud del bebé después del nacimiento. La dieta materna puede afectar el ambiente de la madre y de su hijo. Sin duda, las mujeres en edad reproductiva necesitan tener más acceso a un apoyo nutricional, educativo y de estilo de vida para mejorar la salud de las siguientes generaciones, ya que esa comprensión puede reducir el riesgo de enfermedades relacionadas con la dieta como la diabetes y las enfermedades del corazón.

Sin embargo, la dieta materna no es el único factor importante en términos de herencia epigenética y dieta. Los investigadores han descubierto que los ratones con padres obesos, incluso los ratones sin síntomas de obesidad o de enfermedades relacionadas con la dieta, transmitían frecuentemente esas características a sus crías. Los hijos tampoco pueden eludir esta bala epigenética. Tanto hijos como hijas de padres obesos pueden heredar un mayor riesgo de desarrollar enfermedades metabólicas relacionadas con la dieta. Los científicos han descubierto también que la descendencia de madres obesas puede que no sufran problemas de salud relacionados con la obesidad, pero después sus propios hijos los heredan, de modo que la obesidad y sus consecuencias para la salud pueden saltarse una generación.

Comprender cómo funciona la epigenética en las generaciones es particularmente fundamental en términos de malnutrición. Cuando una madre embarazada está mal nutrida, su hijo tiene un mayor riesgo de desarrollar obesidad, diabetes tipo 2, y otras enfermedades crónicas relacionadas con la dieta, debido en parte a los efectos epigenéticos. Un nuevo estudio en ratones demuestra que esta "memoria" de nutrición durante el embarazo puede transmitirse mediante el esperma de la descendencia masculina a la generación siguiente, aumentando así el riesgo de enfermedades relacionadas con la dieta también para los nietos, aunque no está claro en este momento cuánto tiempo seguirán teniendo tales efectos un impacto hereditario.

TUS HIJOS SON LO QUE *TÚ* PIENSAS

Nuestras decisiones alimenticias no son el único legado epigenético que dejamos a nuestros hijos. Otro estudio descubrió que las experiencias de los padres, *incluso antes de concebir*, influenciaban marcadamente tanto la estructura como la función del sistema nervioso de generaciones posteriores. En particular, este estudio descubrió que un evento traumático que el padre o la madre experimentó afectaba el ADN del niño, alterando así el cerebro y la conducta de la siguiente generación. De modo similar, cuando los investigadores examinaron los cerebros de ratas que habían sido criadas de modo amoroso por sus madres, descubrieron diferencias biológicas significativas, en especial en una región del cerebro llamada el hipocampo, que desempeña un papel importante en la regulación de nuestra respuesta al estrés. Cuanto más cariñosa era la madre, más se activaba este gen y más capaces eran los hijos de esa madre de manejar el estrés de modo saludable. Esto no es sorprendente, ya que Dios es amor, y toda su creación está destinada a funcionar de una manera programada para el amor. El amor sana, ya que el amor es la fuente de toda existencia.

Estudiar la epigenética, o cómo los entornos de pensamiento y alimentación impactan a las generaciones actuales y futuras, es esencial. Con el aumento de los trastornos neuropsiquiátricos, la obesidad, la diabetes y los problemas metabólicos, necesitamos desarrollar un enfoque multigeneracional que reconozca que la memoria genética puede ser transmitida entre generaciones. Esta ciencia, por supuesto, todavía está en desarrollo. Los investigadores no están completamente seguros de cómo funcionan las señales y cómo cambian el entorno, pero el cambio sí ocurre. Si nos importa la salud de nuestros descendientes, no podemos ignorar nuestro impacto epigenético. Dios no estaba siendo meramente vengativo o severo cuando dijo que visitaría los pecados de los padres sobre las generaciones posteriores (Éxodo 34:7; Deuteronomio 30:19). Él quería que comprendamos que debemos tener cuidado con lo que pensamos, decimos y hacemos, ya que nuestras elecciones no nos afectan solo a nosotros, sino también a nuestra descendencia. La ciencia está alcanzando a la Biblia.

PLANTANDO "ÁRBOLES" SANOS EN EL FUTURO

Si sigues una dieta sana, no solo estás invirtiendo en tu propia salud sino también en la salud de tu descendencia. Al plantar un manzano en tu jardín, o al plantar un "árbol" de pensamiento sano en tu mente, estás invirtiendo no solo en tu propia salud física y mental sino también en la de tu legado biológico. ¿Qué mejor manera de mostrar amor a tu prójimo, incluyendo a tu prójimo del futuro (Mateo 22:39)? ¿Qué mejor manera de amar desprendidamente y sin límite que renunciar a un placer momentáneo no solo por el interés de tu propio bienestar, sino también por el bienestar de los hijos de los hijos de tus hijos?

El camino a través del cual las señales epigenéticas cambian nuestros entornos internos y externos y afectan la expresión de los genes tiene muchas vueltas y giros. Literalmente, podemos nutrir el cambio epigenético dirigiendo estos giros y vueltas mediante nuestro factor-I, o la forma única en que pensamos. Podemos involucrarnos en el proceso de cambiar nuestra salud mental y física en una dirección positiva o negativa a través de nuestras elecciones.

De hecho, el precio de los alimentos *reales* y completos es una buena oferta si no solo asegura nuestra propia salud mental y física, sino también la de las siguientes cuatro generaciones. Del mismo modo debemos preguntarnos ¿cuál es el verdadero precio de los alimentos baratos, procesados y refinados de la DAM que están perjudicando la salud de nuestra descendencia?

16

TODA LA RES Y NADA MÁS QUE LA RES

¿Cómo son las elecciones alimenticias epigenéticas en nuestra vida diaria? En este capítulo quiero explorar las proteínas, las grasas y el colesterol. En el capítulo 17 analizaremos el azúcar, y en el capítulo 18 hablaremos del trigo y el gluten. Y descubriremos que el consejo convencional no siempre está respaldado por la ciencia.

Comencemos con las proteínas. Como vimos en el capítulo 15, las elecciones adecuadas de proteínas afectan positivamente el ambiente alrededor de nuestras células y, por lo tanto, nuestra salud. Todos probablemente aprendimos en la escuela que las proteínas son los bloques de construcción de nuestras células: el papel vital de las proteínas es construir, mantener y reparar todos nuestros sistemas corporales, y son necesarias para el crecimiento y el desarrollo a lo largo de nuestra vida. También podemos recordar que las proteínas se descomponen en el cuerpo en aminoácidos y grasas, que nuestro cerebro y el resto de nuestro cuerpo necesitan para desarrollarse. Los aminoácidos son, de hecho, los bloques de construcción de las proteínas. Todo, desde nuestros huesos hasta nuestros órganos, músculos, arterias y venas, piel, cabello y uñas, está hecho de proteínas.

De hecho, tenemos alrededor de ocho mil millones (8×10^9) de proteínas por célula. Las proteínas llamadas hemoglobinas ayudan a transportar el oxígeno que enrojece nuestra sangre. Las enzimas que digieren nuestros alimentos, sintetizan sustancias esenciales y descomponen los productos de desecho para su eliminación son todas proteínas. Las proteínas producen la energía necesaria para la vida cuando las grasas y los carbohidratos escasean durante periodos de hambre. Las proteínas y los esteroides forman hormonas, que regulan los delicados cambios químicos que ocurren constantemente dentro del cuerpo, gobernados por el sistema endocrino. Nuestros cromosomas tienen proteínas en sus estructuras. La proteína es como un vehículo que "transporta" grasas y colesterol por todo el cuerpo.

Decir que la proteína es un nutriente importante es, sin duda, quedarse corto. Y como con la mayoría de nutrientes y vitaminas, demasiadas proteínas, muy pocas, o de mala calidad en la dieta, tendrán efectos perjudiciales sobre nuestra salud física.

TU CEREBRO Y LAS PROTEÍNAS

Tu cerebro prospera con fuentes de proteínas de buena calidad. Necesita proteínas para la actividad de los neurotransmisores, ya que muchos de tus mensajeros químicos internos están compuestos por aminoácidos, derivados de aminoácidos y pequeñas proteínas construidas a partir de aminoácidos, conocidas como péptidos. Los neurotransmisores permiten que las células cerebrales (neuronas) "hablen" al transmitir información entre ellas. La adrenalina, la noradrenalina y la dopamina se producen a partir del aminoácido tirosina. Estos neurotransmisores te hacen sentir bien, te estimulan, te motivan y te ayudan a lidiar con el estrés. Por otro lado, el GABA, derivado del aminoácido glutamato, contrarresta estos neurotransmisores, relajándote y calmándote después del estrés. La serotonina es otro neurotransmisor importante, producido a partir del aminoácido triptófano, que te mantiene emocionalmente balanceado. La melatonina, también derivada del aminoácido triptófano, es crucial para establecer el ciclo de sueño/vigilia. Las endorfinas son péptidos (pequeñas proteínas) que actúan en los receptores opioides y, por lo tanto, modulan el dolor.

Los neurotransmisores transportan señales eléctricas a través de las sinapsis, los espacios entre las células nerviosas, enviando así mensajes químicos de una célula a la siguiente. Esta interacción entre células es lo que significa construir memoria en el corto plazo. Y, una vez que un neurotransmisor ha entregado su mensaje químico, se libera de nuevo en la sinapsis, que es como una piscina llena de un coctel electroquímico. El neurotransmisor es reciclado, reabsorbido o descompuesto.

Una deficiencia de aminoácidos afecta la capacidad de los neurotransmisores para mantener estas conversaciones significativas. Puede hacerte sentir apático e incapaz de relajarte, carente de motivación, enfoque y concentración, e incapaz de construir memoria sólida. Claramente, ¡esa no es una situación deseable para tu cerebro!

Por otro lado, cantidades suficientes de proteínas de buena calidad en la dieta y, por lo tanto, de aminoácidos, ayudan con los problemas de salud mental. Estos aminoácidos son más eficaces que los medicamentos con receta, pues la mayoría de estos últimos tienen efectos secundarios horribles. Cuando Hipócrates dijo "que el alimento sea tu medicina", verdaderamente dio en el clavo, ya que una dieta sana y balanceada de alimentos *reales* puede mantener en forma tu cerebro y tu cuerpo, asegurando que recibes una ingesta adecuada de aminoácidos.

De los veinte aminoácidos necesarios para la construcción adecuada de proteínas, ocho (o nueve en los niños) se llaman aminoácidos esenciales, ya que el cuerpo no puede sintetizarlos o producirlos por sí solo. Estos aminoácidos esenciales deben provenir de nuestra dieta. Las proteínas animales de buena calidad, como la res alimentada con pasto, criada orgánicamente y los huevos de gallinas criadas en pastoreo, son excelentes fuentes de estos aminoácidos. Muchos de estos aminoácidos esenciales también se encuentran en proteínas de origen vegetal, como la soja, la quinoa, las semillas, los frutos secos, los frijoles, el arroz y las legumbres. Estas proteínas de origen vegetal son fuentes incompletas de todos los aminoácidos y hay que comerlas en combinación con otros alimentos a fin de mantener una buena salud. El arroz integral y las lentejas, por ejemplo, se combinan para darnos una fuente de proteína completa.

Otro punto importante que observar acerca de la carne es la cantidad de carne muscular que consumimos y el impacto que esto tiene en nuestro cuerpo. La carne muscular contiene grandes cantidades del aminoácido metionina, que produce el subproducto tóxico homocisteína. A pesar de que la carne es una buena fuente de vitamina B_{12}, nuestro cuerpo utiliza esta vitamina, así como la vitamina B_6, el folato, la colina y la betaína, para neutralizar la homocisteína. Si consumimos cantidades excesivas de carne muscular, podemos reducir la cantidad de estas vitaminas en nuestro cuerpo, las cuales son esenciales para el correcto funcionamiento de muchos procesos biológicos. De hecho, altos niveles de metionina pueden disminuir el nivel de glicina en nuestro cuerpo, otro aminoácido esencial que se encuentra predominantemente en la piel, los huesos, el cartílago y los órganos del animal. Una ratio desbalanceada entre metionina y glicina puede tener efectos negativos en nuestra salud mental y física, aumentando potencialmente nuestro riesgo de mortalidad.

Nuestra obsesión por la carne muscular es realmente un fenómeno histórico reciente. En el pasado, las partes de los animales que hoy valoramos más, los cortes musculares como el solomillo, a menudo se desechaban o se daban a los perros, mientras que las partes del animal que hemos considerado menos agradables culturalmente, como los ojos, riñones, huesos y pies, eran apreciados por sus propiedades vitales. Incluso en la naturaleza, muchos carnívoros dejan atrás la carne muscular a favor de las partes más nutritivas de su presa. Aunque comer estas partes del animal puede sonar poco apetecible, si consumes carne y deseas hacerlo de manera saludable y equilibrada, intenta incorporarlas lentamente en tu dieta a través de sopas mezcladas, caldos de huesos y guisos.

La conclusión sobre las proteínas: obtén suficiente proteína de alta calidad sin exagerar en las raciones de carne muscular. Considera las proteínas vegetales, los huevos y las vísceras, y busca carne de res alimentada con pasto y aves de corral criadas en pastoreo.

COLESTEROL: EL ESPANTAPÁJAROS COMO CHIVO EXPIATORIO

El tema de los huevos y la carne nos conduce inevitablemente a una discusión sobre el colesterol. Es una verdad bastante desafortunada que "la ciencia avanza un funeral cada vez". Muchas personas en la actualidad asocian el consumo de fuentes de proteínas animales con los niveles de colesterol y un mayor riesgo de mortalidad; sin embargo, aunque la hipótesis sobre el colesterol y las enfermedades del corazón ha ganado mucho terreno culturalmente, con etiquetas de bajo colesterol y "saludable para el corazón" en los alimentos de los supermercados de todo el mundo, la ciencia del colesterol ha retrocedido para convertirse en un juego del teléfono descompuesto. Los datos originales en este campo de la nutrición, con sus correlaciones imprecisas, se han perdido en un mar de interpretaciones y supuestos hechos: altos niveles de colesterol son una mala noticia. ¿Cómo podría alguien argumentar lo contrario?

Hoy en día, los términos *colesterol LDL* y *colesterol HDL* se utilizan con tanta ferocidad que es útil detenerse y preguntarse qué significan exactamente. LDL y HDL son lipoproteínas que transportan colesterol por todo el cuerpo; no son colesterol. El LDL es el "vehículo" que lleva el colesterol a las células, y el HDL se encarga de llevar el exceso de colesterol fuera de las células.

El colesterol en sí es sintetizado principalmente por el hígado. Es esencial para la producción de hormonas, vitamina D, ácidos biliares para la digestión de alimentos y membranas celulares, por nombrar solo algunas de sus funciones beneficiosas. Incluso actúa como un antioxidante, combatiendo el daño causado por los radicales libres en el cuerpo. Una de las principales fallas de la hipótesis del colesterol como causa de las enfermedades cardíacas es la suposición de que el colesterol, observado en los lugares dañados del cuerpo, debe haber causado de alguna manera ese daño. Sin embargo, como antioxidante, el colesterol es una parte vital del proceso de curación, ¡no la causa del daño!

Por supuesto, las vitaminas, antioxidantes y hierbas reducen los niveles de colesterol en el cuerpo; sin embargo, estas sustancias no combaten y destruyen el colesterol como si fuera una sustancia maligna; más bien, asumen el papel del colesterol como antioxidante. Si decidieras sacar la basura en tu casa en lugar de tu cónyuge, por ejemplo, tu esposo o tu esposa no es "el villano" por defecto. Lo mismo ocurre con el colesterol: una disminución de la cantidad de colesterol no significa que el colesterol sea poco saludable; simplemente significa que otro está sacando la basura.

En la mayoría de los casos, el cuerpo hace un muy buen trabajo por sí solo balanceando los niveles de colesterol. Todos hemos sido conducidos a creer, por ejemplo, que comer un filete de carne elevará los niveles de colesterol; sin embargo, ese no es necesariamente el caso. El hígado simplemente reducirá su producción de colesterol en respuesta a las señales del sistema digestivo, manteniendo así el balance adecuado de colesterol que el cuerpo necesita.

De manera similar, ni el LDL ni el HDL son intrínsecamente poco saludables. El problema surge cuando se altera el balance del sistema. Un "accidente" en tu cuerpo mantiene el LDL en el flujo sanguíneo, impidiendo que llegue a las células, al igual que un accidente durante la hora pico te impedirá llegar al trabajo: quedas atrapado en el tráfico resultante. Durante este tiempo, el LDL se oxida y ahora se ve como una amenaza (piensa en las personas que se irritan en el tráfico y desarrollan ira en la carretera), lo que activa tu sistema inmunológico y puede contribuir a la acumulación de placa en las paredes de los vasos sanguíneos, lo cual conduce a enfermedades del corazón. Esencialmente, los procesos biológicos asociados con el colesterol son mucho más complicados que simplemente clasificarlo como colesterol bueno o malo. Así como no hay una solución mágica para la salud, tampoco hay un único "villano" al que señalar en términos de enfermedades.

¿MUERTE POR COLESTEROL BAJO?

Limitar la ingesta de colesterol en realidad puede conducir a una mala salud física y mental, al igual que a una muerte prematura. Según una creciente investigación, los bajos niveles de colesterol están asociados con un rendimiento cognitivo disminuido, mayor riesgo de mortalidad, un aumento del riesgo de cáncer, menor estabilidad emocional y control, una mayor probabilidad de desarrollar depresión, y un aumento del riesgo de suicidio para ciertas partes de la población; así como un mayor factor de riesgo de accidente cerebrovascular hemorrágico y una disminución en la capacidad para combatir infecciones.

El cerebro, en particular, necesita colesterol. A pesar de que el cerebro representa solo el 2 por ciento de tu peso corporal, utiliza el 25 por ciento de tu colesterol libre. El colesterol es un nutriente esencial para las neuronas y un componente fundamental de la membrana celular. Cuando los niveles de colesterol son bajos, el cerebro no funciona muy bien: niveles adecuados de colesterol mejoran la cognición mental.

¿EL GRAN MITO DE LA GRASA?

Entonces, ¿cómo se convirtió el colesterol en el malvado Profesor Moriarty (el enemigo de Sherlock Holmes) de la investigación nutricional? Una de las figuras clave detrás de la hipótesis dieta-corazón, que sugiere que el colesterol dietético puede conducir a enfermedades cardiovasculares, fue Ancel Keys. Basándose en experimentos anteriores realizados por el científico ruso Nikolai Anichkov, quien investigó los patrones dietéticos de los conejos y concluyó que el colesterol en la sangre conduce a enfermedades del corazón (conocida como la hipótesis lipídica), Keys llegó a la conclusión, a partir de sus propios estudios, de que el consumo de grasas saturadas conduce a un aumento de los niveles de colesterol, lo cual a su vez aumenta el riesgo de enfermedades cardiovasculares y mortalidad relacionada con el corazón.

Sin embargo, la investigación de Keys estaba lejos de ser concluyente. El Análisis Informal de Seis Países a finales de la década de los cincuenta, que comparaba la cantidad total de grasa saturada disponible para el consumo y los niveles de enfermedades del corazón, comenzó excluyendo datos de varios países, lo que muchos argumentan como un ejemplo clásico de sesgo de publicación. ¿Cómo habrían sido sus resultados si hubiera utilizado los datos de todos los países que examinó al inicio de su investigación? Cuando decidió excluir a los otros países, ¿qué quería decir con su falta de "datos dietéticos y estadísticos vitales completamente comparables"?

Sin embargo, a pesar de la falta de estos datos, las observaciones reales de Keys no equivalen a causalidad, independientemente de cuántas veces se repitan en política del gobierno, medios de comunicación, consultas clínicas, círculos intelectuales y fuentes académicas. De hecho, cuando dos contemporáneos de Keys analizaron todos los datos, surgió una conclusión observacional completamente diferente: el consumo de grasas saturadas *disminuyó* el riesgo de mortalidad general (en términos de muertes no relacionadas con enfermedades del corazón).

El Estudio de Siete Países de Keys, un proyecto de investigación basado en la población que sigue a grupos de individuos a lo largo del tiempo comenzó a finales de la década de 1950 y continúa hasta hoy. Al igual que el Análisis de Seis Países, este estudio tiene sus limitaciones. Se basa en datos observacionales y, aunque ha habido una correlación entre la ingesta de grasas saturadas y las enfermedades del corazón, no es de ningún modo una correlación clara. Por ejemplo, los participantes en Italia, Croacia, Serbia y Japón no experimentaron un aumento del riesgo de enfermedades cardíacas con niveles más altos de colesterol. Por otro lado, las poblaciones con los niveles más altos de colesterol (trabajadores ferroviarios estadounidenses) sí experimentaron un

aumento en las enfermedades relacionadas con el corazón y la mortalidad. Basándonos en este estudio, por lo tanto, parece que el colesterol
no siempre hace sonar una alarma; depende del contexto. En lugar de
colocar el colesterol en la lista negra, los investigadores deberían intentar determinar qué hace que estas poblaciones sean particularmente
susceptibles a las enfermedades del corazón.

De hecho, la caza de brujas contra el colesterol que ha tenido
lugar durante las últimas décadas ha ocultado una serie de hallazgos
importantes en el Estudio de Siete Países. Por ejemplo, un artículo de
2002 señaló que niveles más bajos de LDL estaban asociados con una
mayor incidencia de depresión entre los grupos de más edad. Además,
al igual que en el Análisis de Seis Países, los individuos con niveles
más altos de colesterol vivían más que las poblaciones con niveles más
bajos de colesterol, que en realidad tenían un mayor riesgo de desarrollar cáncer. Sin embargo, los estudios de Keys se han convertido en
la base de la hipótesis dieta-corazón, a pesar de la falta de evidencia
clínica concluyente que la respalde.

En efecto, incluso el reconocido Estudio del Corazón de
Framingham, otro proyecto de investigación basado en poblaciones
que comenzó a mediados del siglo XX para examinar las causas de
las enfermedades cardíacas y continúa hasta hoy, no apoya la hipótesis dieta-corazón. Según uno de los investigadores principales: "En
pocas palabras, no hay ninguna sugerencia [general] de una relación
entre dieta y el posterior desarrollo de enfermedades coronarias". De
hecho, según un patrón que comenzó a surgir en 1997, la ingesta limitada de grasa saturada puede resultar en un mayor riesgo de declive
cognitivo y cáncer. Estos hallazgos son similares a los resultados
generales de mortalidad del Análisis de Seis Países y el Estudio de
Siete Países de los que hablamos antes, y destacan la necesidad crítica
de que se lleve a cabo más investigación sobre los efectos en el largo
plazo de un menor consumo de grasa saturada y la relación entre la
ingesta de grasa saturada y el colesterol.

LAS GRASAS BUENAS, MALAS Y FEAS

Tu cuerpo necesita grasa para todos sus procesos, al igual que tu cerebro. Las grasas te protegen de enfermedades; ayudan en la absorción de nutrientes solubles en grasa como las vitaminas A, D E y K; controlan la inflamación; ayudan con los coágulos sanguíneos; balancean tu estado de ánimo; te hacen estar más enfocado; y pueden maximizar tu inteligencia mejorando la función cognitiva, por mencionar solo algunos ejemplos. De hecho, el cerebro es grasa aproximadamente en un 60 por ciento; sin grasa en tu dieta no puedes pensar o construir memoria correctamente.

Las grasas vienen en varias formas diferentes: grasas saturadas, grasas monoinsaturadas, grasas poliinsaturadas y grasas trans. Las grasas saturadas no tienen enlaces dobles en términos de su composición química y se encuentran predominantemente en productos animales y aceites tropicales (como el aceite de coco o el aceite de palma). Las grasas monoinsaturadas, que consisten en un enlace doble, se encuentran en nueces, semillas, aceite de oliva y aguacates, por ejemplo. Las grasas poliinsaturadas tienen dos enlaces dobles y se pueden encontrar en productos animales, nueces, semillas y muchos tipos diferentes de aceites. Las grasas trans, o grasas hidrogenadas, se encuentran principalmente en alimentos altamente procesados y refinados, como la margarina, la comida rápida y aceites calentados. Las fuentes de alimentos generalmente tienen combinaciones variables de estos tipos de grasas.

Una simple búsqueda en el internet sobre las grasas inevitablemente mostrará una lista de sitios que contienen las mismas advertencias. Las grasas saturadas se asocian principalmente con las grasas trans en el "rincón de los malos" de la ciencia, porque se dice que elevan los niveles de colesterol en la sangre y conducen a enfermedades del corazón, mientras que las grasas monoinsaturadas y poliinsaturadas son las "grasas buenas" que forman una parte esencial de una dieta balanceada. Sin embargo, como mencioné anteriormente, tanto el LDL como el HDL no oxidados juegan un papel homeostático vital en muchas de las funciones biológicas de nuestro cerebro y cuerpo. De hecho, una ingesta reducida de colesterol se ha asociado con un aumento de la mortalidad general, un mayor riesgo de accidente cerebrovascular y un deterioro cognitivo en los estudios mencionados antes. No está claro, basándonos en la evidencia actual, si una dieta alta en colesterol LDL y HDL no oxidados y baja en grasas saturadas logrará los mismos beneficios o será más perjudicial.

Sin embargo, incluso si estás especialmente preocupado por la ingesta de grasa saturada, no tienes que renunciar a los productos de origen animal. Las carnes de caza, como el venado, tienen un contenido de grasa saturada significativamente reducido en comparación con las fuentes modernas e industriales de carne, huevos y lácteos, e incluso en comparación con los animales domésticos alimentados con pasto. Sin embargo, los animales domésticos alimentados con pasto, como el cordero y la carne de res, tienen una concentración significativamente mayor de un tipo particular de grasa saturada, el ácido esteárico, en comparación con la carne de res criada de modo convencional. El ácido esteárico no eleva los niveles de colesterol (no es que debamos preocuparnos particularmente por el colesterol en sí, como mencioné anteriormente, sino más bien por el contexto del colesterol) en comparación con otros dos tipos de grasas saturadas: el ácido palmítico y el ácido mirístico. Los hígados de animales y los mariscos (¡si no eres alérgico!) también son bajos en grasa, pero son excelentes fuentes concentradas de nutrientes esenciales solubles en grasa, como las vitaminas A y K. Ya que todas estas fuentes de carne criadas de manera natural son densas en nutrientes, una *pequeña cantidad* rinde mucho en términos de sus beneficios para la salud.

De hecho, los alimentos de origen animal que contienen grasa saturada desempeñan otros roles importantes en la nutrición humana. Por ejemplo, algunas personas no pueden convertir eficazmente el betacaroteno, presente en vegetales como las batatas (camotes), en vitamina A (las dos no son intercambiables, contrariamente a la opinión popular) en el cuerpo debido a su composición genética y otros factores ambientales, como las alergias alimentarias. De modo similar, hay dos tipos de vitamina K. La vitamina K1 se encuentra en las verduras de hoja verde y en otros alimentos vegetales, mientras que la vitamina K2 se encuentra en productos animales. Debido a factores genéticos, un gran número de personas no pueden beneficiarse de la K1 solamente. ¿Cómo le irá a la salud de estos individuos si reducen o eliminan de su dieta todas las fuentes animales que contienen grasa saturada? De hecho, ya que las grasas animales son una de nuestras mejores fuentes de estos nutrientes esenciales solubles en grasa, ¿cómo le irá a la salud de la humanidad en general si las eliminamos por completo de nuestras dietas? Estas fuentes de grasa animal no solo contienen vitaminas esenciales, sino que también aumentan la absorción de vitaminas solubles en grasa en otros alimentos, como verduras y frutas.

En términos de nutrientes solubles en grasa, las observaciones de Weston A. Price, un dentista e investigador que pasó años viajando y estudiando las diversas dietas de poblaciones alrededor del mundo, son particularmente interesantes. Observó que no importaba qué tipo de alimentos consumían las diferentes personas, ya fuera una dieta que consideramos "baja en carbohidratos", "alta en carbohidratos" o "alta en grasas", siempre que siguieran una dieta tradicional diversa basada en sus respectivas localidades. Sin embargo, una característica común de todas las poblaciones saludables que observó fue la ingesta de vitaminas solubles en grasa en alimentos de origen animal, como vísceras, huevos, mariscos, productos lácteos y pequeños animales e insectos. En última instancia, la cantidad exacta de grasa animal que las poblaciones consumían no era tan importante como el hecho de que comían estos tipos de alimentos y, por lo tanto, consumían fuentes concentradas de vitaminas esenciales solubles en grasa para mantener una buena salud. Sin embargo, tan pronto como las poblaciones nativas hicieron la "transición nutricional" hacia la actual dieta occidental de alimentos invariables procesados y refinados, su salud se vio afectada, con un aumento en la incidencia de enfermedades crónicas como la diabetes y enfermedades del corazón.

¿ECHANDO LAS GRASAS (POLIINSATURADAS) AL FUEGO?

También existe un riesgo potencial para la salud al sustituir las grasas saturadas dietéticas por grasas poliinsaturadas en el largo plazo. El famoso estudio de doble ciego del corazón de los veteranos de Los Ángeles de 1969, que siguió a 846 veteranos ancianos durante hasta ocho años, descubrió un aumento en el riesgo de cáncer con el tiempo entre el grupo que consumía cuatro veces más grasas poliinsaturadas que el grupo de control, que seguía una dieta americana típica. Aparentemente, la ciencia nutricional ahora nos dice que es cuestión de elegir nuestra propia perdición: ¿preferimos una guarnición de enfermedades cardíacas o cáncer con nuestra grasa?

Y si este estudio no es lo suficientemente desconcertante, los varios proyectos de investigación importantes que se utilizan predominantemente para apoyar un mayor consumo de grasas poliinsaturadas están sujetos a una serie de dificultades científicas. Aunque el estudio del corazón de Oslo de 1968 halló una tasa reducida de colesterol y enfermedades cardíacas en el grupo experimental, que consumía más grasas poliinsaturadas, se prestó mucha más atención a este grupo en comparación con el grupo de control. Por ejemplo, el grupo experimental, a diferencia del grupo de control, no solo recibió un multivitamínico general: tuvo que reducir su consumo de azúcares añadidos, disminuir la ingesta de grasas trans, aumentar su consumo de pescado (y, por lo tanto, de omega-3) e intercambiar pan blanco por pan integral, entre otros requisitos. ¡Todos estos cambios pueden tener efectos positivos en la salud! ¿Qué parte de la reducción en los niveles de colesterol y las tasas de mortalidad por enfermedades cardíacas en el grupo experimental se puede atribuir únicamente a las grasas saturadas? No lo sabemos; todos los otros cambios realizados en sus hábitos de vida podrían ser igualmente importantes. En el mejor de los casos, este estudio muestra que los factores de estilo de vida pueden desempeñar un papel importante en el riesgo de enfermedades cardíacas, al igual que el Estudio de Regresión de Aterosclerosis de St. Thomas (STARS, por sus siglas en inglés) y el Estudio de Dieta y

Reinfarto (DART 1), ambos de los cuales realizaron varios otros cambios no relacionados con la grasa dietética (como un mayor consumo de frutas y verduras) en las dietas de sus participantes. El "ruido de fondo" de estas variables hace que sea imposible sacar la conclusión de que una menor ingesta de grasa saturada es saludable.

Sin embargo, el Estudio del Hospital Mental de Finlandia (1972) fue particularmente impactante por su falta de control. Por ejemplo, varios de los participantes en el ensayo estaban en tratamiento con Torazina, un antipsicótico que puede causar problemas cardíacos, como arritmias. Dado que el estudio intentaba determinar si las grasas poliinsaturadas eran una alternativa adecuada a las grasas saturadas en términos de enfermedades cardíacas, la presencia de una variable incontrolada con el potencial de aumentar la enfermedad cardiovascular y la mortalidad relacionada con el corazón no es realmente una idea acertada, por decir lo mínimo.

Además, varios metaanálisis que han examinado la relación entre la grasa dietética en general y las enfermedades cardíacas destacan la falta de certeza en esta área de la nutrición. Por ejemplo, una revisión sistemática de 2009 de ensayos controlados aleatorizados (RCT, por sus siglas en inglés), la forma más rigurosa y confiable de ensayos en medicina, señaló que había "evidencia insuficiente" para establecer un vínculo entre el consumo de grasas saturadas y las enfermedades cardiovasculares. De igual modo, en 2012, la Colaboración Cochrane, una organización independiente y sin fines de lucro, cuya reputación por datos de alta calidad y sin sesgos es excepcional, observó que "no hay efectos claros de los cambios en la grasa dietética sobre la mortalidad total... o la mortalidad cardiovascular". El análisis sistemático de 2010 sobre la grasa dietética y la salud cardíaca que favorecía una reducción en la ingesta de grasas saturadas incluyó extrañamente ensayos como STARS, DART 1, el Estudio del Corazón de Oslo y el Estudio del Hospital Mental de Finlandia mencionados con anterioridad, que probablemente sesgaron sus datos a favor de las grasas poliinsaturadas.

Los datos antropológicos también sugieren que mantener la ingesta de grasas poliinsaturadas en un mínimo puede ser beneficioso en términos de enfermedades cardíacas. Por ejemplo, tres poblaciones de islas del Pacífico (Pukapuka, Tokelau y Kitava) con diferentes ingestas de carbohidratos, grasas y proteínas presentaron casi ninguna incidencia de enfermedades cardíacas, a pesar de no seguir los mismos tipos de dietas. Sin embargo, independientemente de la diversidad culinaria entre estas tres poblaciones, todas ellas mantenían una ratio de grasa que predominantemente tenía la ingesta de grasas poliinsaturadas en torno al 2 por ciento de su ingesta de grasa, mientras que los ácidos grasos saturados eran su fuente principal de grasa. Con estos datos de observación, parece que la cantidad de grasa que consumimos no es tan importante (en términos de enfermedades del corazón) como la ratio de nuestra ingesta de grasa saturada y grasas poliinsaturadas.

¿ESTO ES LO QUE HACE LA GRASA SATURADA A TU CEREBRO?

No es más "cierto" que la ingesta de grasa saturada cause un deterioro cognitivo. En 2012, los medios se apresuraron a recurrir al sensacionalismo con un estudio que vinculaba la grasa saturada con problemas mentales. Los investigadores, tras examinar la ingesta de grasa dietética de más de seis mil mujeres ancianas durante un periodo de tiempo, observaron que una mayor ingesta de grasa saturada estaba "relacionada con peores trayectorias de memoria global y verbal". Sin embargo, una vez más, este estudio fue observacional y solo examinó a un grupo de población: mujeres de edad. Sus conclusiones no pueden aplicarse a la población en general. Lo más significativo es que los resultados son de naturaleza *correlacional*: este estudio *no* indica una relación de causa y efecto. No se puede afirmar que ahora es un hecho demostrado que comer un bistec te producirá enfermedades cardíacas y daños cerebrales. Sería hermoso y sencillo si la ciencia funcionara de ese modo, pero no es así.

De hecho, una mayor ingesta de grasas se ha relacionado con un aumento en el bienestar mental. Por ejemplo, en un estudio reciente realizado por la Clínica Mayo, se observó una reducción en el riesgo de desarrollar demencia entre el grupo que consumía una dieta alta en grasa saturada. Además, como mencioné anteriormente, niveles más bajos de colesterol se han relacionado con un rendimiento cognitivo disminuido. Cantidades adecuadas de colesterol "bueno" son increíblemente importantes para una transmisión nerviosa saludable. Tu cerebro no puede comunicarse muy bien sin este nutriente, un hallazgo respaldado por un artículo reciente publicado en el *Journal of Biological Chemistry*. En este estudio, la ingesta dietética de colesterol fue un factor importante en la prevención de la acumulación de placas amiloides, que pueden contribuir al desarrollo de la enfermedad de Alzheimer. Considerando que la grasa saturada es uno de los componentes principales de las células cerebrales y que el colesterol es fundamental en términos de salud cerebral, como lo demuestran los estudios examinados antes, eliminar estos nutrientes de la dieta puede tener efectos perjudiciales para la salud en general.

También es importante recordar que consumir alimentos ricos en grasa saturada no equivale a tener niveles elevados de grasa saturada en la sangre. En un estudio de 2014 publicado por la Universidad Estatal de Ohio, por ejemplo, los participantes que mantuvieron una dieta alta en grasa saturada no necesariamente mostraron niveles más altos de ácidos grasos saturados en su sangre. Más bien, fue un aumento en la ingesta de *carbohidratos* lo que aumentó los niveles de grasa saturada en la sangre, aumentando potencialmente el riesgo de enfermedades cardíacas y diabetes.

Por supuesto, el hecho de que este estudio fuera financiado por las industrias de la carne y los lácteos resalta un posible sesgo de publicación; sin embargo, la urgente necesidad de cambiar nuestra comprensión excesivamente simplificada de la grasa saturada y el colesterol está corroborada por varios otros trabajos. Según un estudio reciente finlandés que examinó los hábitos dietéticos de los niños, la calidad de los carbohidratos consumidos parece ser tan importante como la ingesta de grasa saturada en términos de la composición de ácidos grasos en nuestra sangre. En otro estudio, se asignó a sujetos ancianos a uno de dos grupos dietéticos: un grupo consumió tres huevos al día y el otro la misma cantidad en sustitutos de huevo durante un periodo de un mes. Hubo un aumento significativo tanto en el colesterol LDL como en el HDL en quienes comieron huevos, pero la ratio entre ambos no se vio afectada de manera significativa. En otras palabras, si el colesterol LDL aumentaba, el colesterol HDL también lo hacía, contrarrestando así el efecto de los niveles más altos de LDL. De hecho, en un estudio de seguimiento que duró entre ocho y catorce años de aproximadamente treinta y ocho mil hombres y ochenta mil mujeres en la Universidad de Harvard, no se encontró una diferencia estadísticamente significativa en el riesgo de ataques cardíacos y accidentes cerebrovasculares entre las personas que comieron huevos menos de una vez por semana comparado con quienes comieron más de un huevo al día.

Junto con las vísceras, los huevos contienen proteínas de alta calidad y son la fuente más rica de fosfolípidos en las dietas promedio, tienen todos los aminoácidos esenciales en una proporción casi perfecta y son una excelente fuente de colina (una vitamina del complejo B necesaria para la transmisión de cargas eléctricas a través de las sinapsis, mejorando así la memoria), mientras que la lecitina que contienen los huevos es un buen agente para reducir el "colesterol malo". Siempre que los huevos sean tratados como Dios quiso (que provengan de gallinas criadas en pastoreo sin el uso de productos químicos ni de hormonas sintéticas), ¡son literalmente un superalimento que puede ayudar a reducir el colesterol!

¿DEMASIADOS INVESTIGADORES ESTROPEAN EL CALDO?

¿Qué nos dicen en última instancia todos estos estudios sobre las grasas y el colesterol? Consumir alimentos que contienen grasas saturadas, como los huevos, potencialmente puede elevar tu colesterol, pero puede hacerlo de una manera que mantenga un balance saludable en tu cuerpo. El colesterol actúa como un nutriente en el organismo, al igual que la grasa saturada. Sin embargo, consumir grasa saturada no siempre aumenta tus niveles de colesterol. Incluso si las grasas saturadas pueden elevar los niveles de colesterol, lo hacen de una manera que mantiene un balance saludable entre el colesterol LDL y HDL en el cuerpo. Los carbohidratos también pueden aumentar el nivel de ácidos grasos en la sangre.

Como señala el Dr. Fred A. Kummerow, un destacado investigador sobre el colesterol: "No necesitas una fuente de colesterol para desarrollar enfermedades cardíacas". Tus niveles de colesterol incluso cambiarán según la cantidad y los tipos de proteínas que consumes, así como la cantidad de calorías en general, provenientes de *cualquier* fuente alimentaria. Creo que es bastante seguro decir que necesitamos reevaluar la comprensión excesivamente simplificada de que la grasa saturada elevará tu colesterol y potencialmente te matará.

¿CUÁL ES LA "GRASA" DEL ASUNTO?

En el fondo, la hipótesis de la dieta-corazón de Keys, al igual que los experimentos de cría de trigo de Norman Borlaugh mencionados en el capítulo 6, fue un logro notable, aunque imperfecto, para su época. Sin embargo, debería ser solo el inicio de nuestras exploraciones en el mundo de la nutrición, no el final. Debería ser transformada por nuestra creciente comprensión de la información nutricional y no limitar el modo en que llevamos a cabo la ciencia nutricional.

La hipótesis dieta-corazón no es infalible. Se basó en una serie de experimentos en animales, cuyos resultados no se pueden considerar como evidencia concluyente en términos de salud humana, y en estudios observacionales cuyas correlaciones a menudo se interpretan peligrosamente como causa y efecto, apoyadas por médicos con poca o ninguna formación en bioquímica en ese momento. De hecho, la hipótesis lipídica que mencionamos antes brevemente se originó a partir de un experimento que alimentó a conejos con grasa animal, lo cual también debería encender nuestras alarmas lógicas, por así decirlo.

Dios nunca creó a los conejos para comer carne, lácteos ni ningún otro producto animal; por supuesto que tendrán una reacción adversa al consumir tales alimentos. No es necesario decir que los humanos no somos conejos. No podemos simplemente copiar y pegar los resultados de este experimento en humanos. Así como la ausencia de daño no equivale a la presencia de seguridad (en términos de lo que consumimos), la presencia de seguridad no siempre equivale a ausencia de daño en la vida real, como las diferencias entre especies y tipos de grasa saturada. La investigación es un poco más complicada que eso.

Es esencial recordar que la ciencia nutricional es casi "imposible de realizar", como vimos en la parte 1. Al aislar entidades como la grasa saturada, olvidamos el contexto del consumo de alimentos en la vida real. La grasa saturada en alimentos reales y completos desempeña un papel importante en una dieta saludable y balanceada, como indican los estudios anteriores, sin mencionar los otros beneficios para la salud de estos alimentos que contienen grasa saturada. Por otro lado, incluso un pequeño aumento en la grasa saturada puede ser la gota que derramó el vaso (o el corazón, en este contexto particular) si nos hemos criado siguiendo la DAM o hemos seguido una dieta dominada por alimentos refinados y procesados, como indica un estudio reciente. En estos casos, posiblemente sería sabio disminuir la ingesta de grasa saturada mientras se hace la transición a una dieta con alimentos no procesados y completos, o podría hacer más daño que bien.

La clave no está en centrarse únicamente en piezas individuales del rompecabezas, como la grasa saturada o el colesterol. Necesitamos mirar el cuadro general: ¿estás comiendo *alimentos reales?* Como observó un metaanálisis de 2015 publicado en el *BMJ,* las guías oficiales de bajo contenido en grasa de Estados Unidos y Reino Unido no estaban respaldadas por pruebas robustas de ensayos controlados aleatorios en las décadas de 1970 y 1980, y la posterior denigración de la grasa saturada ha oscurecido la compleja interacción entre la dieta humana y la enfermedad, incluyendo el papel que juegan los carbohidratos en la salud. En el fondo, temer a la grasa, al igual que temer a los carbohidratos, al gluten o al azúcar, no es la manera correcta de enfocar una dieta saludable. En cambio, deberíamos temer la manera en que nuestro actual sistema alimentario industrial ha transformado nuestros alimentos en productos parecidos a alimentos.

GRASAS TRANS ARTIFICIALES: EL VERDADERO ENEMIGO PÚBLICO

Al evitar la DAM en realidad evitamos la única grasa que no podemos tolerar como seres humanos: los ácidos grasos trans artificiales que se encuentran en alimentos como la margarina y en aceites vegetales procesados como el aceite de canola y el aceite de soja. Estas grasas trans son grasas hidrogenadas producidas por el sobrecalentamiento y refinamiento de aceites, y están presentes en abundancia en productos alimenticios altamente refinados y procesados, como pasteles fritos y preparados industrialmente, pizzas, tartas, galletas, chips, galletas saladas, cereales, panes y bebidas. De hecho, se calcula que están presentes en unos tres mil productos en establecimientos de alimentos hoy en día, incluso en productos con etiqueta "0 g de grasas trans". Los reguladores del gobierno permiten que la industria alimentaria incluya cantidades mínimas de grasas trans en sus productos, por lo que "0 g de grasas trans" puede contener hasta 0.5 g de grasas trans. Sin embargo, como observan muchas autoridades de salud, la única cantidad segura de grasas trans en la dieta es ninguna grasa trans.

Por otro lado, muchas de estas mismas autoridades de salud observan que necesitamos evitar la mantequilla, ya que contiene no solo grasa saturada sino también grasas trans. Sin embargo, esta es una simplificación excesiva de la bioquímica de las grasas trans naturales frente a las artificiales. A diferencia de las grasas trans que ocurren naturalmente en la mantequilla, estas grasas comerciales tienen enlaces dobles migrados, lo que ha creado catorce tipos artificiales de grasas trans. Como resultado, no aportan ningún beneficio nutricional y se almacenan en el cuerpo inhibiendo la creación de prostaciclina, que es necesaria para el flujo sanguíneo y la prevención de enfermedades cardiovasculares. De hecho, las grasas trans aumentan la cantidad de LDL oxidado en la sangre, lo que puede conducir a enfermedades cardíacas y causar problemas de memoria. Y estos son solo algunos de los principales peligros para la salud relacionados con el consumo de grasas trans *artificiales*. Nuevamente, no es la comida en sí; es lo que hemos hecho con la comida. Dios creó la grasa; nosotros hemos cambiado la forma programada para el amor de la creación de Dios.

La investigación sobre los peligros de los ácidos grasos trans industriales, en particular su vínculo con las enfermedades cardíacas, comenzó a aparecer en la literatura científica en la década de 1950, siendo pionero el bioquímico mencionado anteriormente, el Dr. Kummerow. Sin embargo, solo recientemente la FDA ha decidido tomar medidas notables, aunque lentas, contra el uso de grasas trans en productos alimenticios, predominantemente debido a los esfuerzos de activismo del notable Kummerow, quien tiene cien años y aún realiza investigaciones mientras escribo estas palabras. La vacilación de la FDA fue, en muchos sentidos, resultado de la industria alimentaria, que necesita grasas trans para hacer que sus productos tengan buen sabor y sean duraderos. Sobra recordar que las recomendaciones dietéticas oficiales no siempre son confiables, no siempre se basan en la investigación científica más reciente ni están libres de sesgos; y nunca deben tomarse al pie de la letra.

La conclusión es clara: evita las grasas trans al evitar la comida rápida y los alimentos preenvasados, incluyendo la margarina y la manteca. Ahora, apliquemos este mismo tipo de razonamiento basado en la investigación a un gran problema en la DAM: el azúcar.

17

AZÚCAR: ¿EL FRUTO PROHIBIDO?

Azúcar: aborrecemos amarlo y amamos aborrecerlo. Actualmente, esta sustancia parece polarizar la conversación tanto como la religión, la política y los deportes, mientras se encuentra en abundancia en todo el planeta, en incontables establecimientos de alimentos. ¿Nos hace engordar y enfermar? ¿Nos está matando? ¿Es inocuo? ¿Es el azúcar en todas sus formas malo para nosotros? ¿Es el azúcar el verdadero villano?

Sí y no. El azúcar de la DAM, el azúcar refinado y procesado que muchos de nosotros consumimos hoy en día, altera los ambientes complicadamente balanceados en nuestro cerebro y nuestro cuerpo. Es un poderoso factor epigenético; y para peor. Desgraciadamente, afecta al cerebro de muchas maneras tóxicas, y cuanto más lo consumimos, peores son estos efectos. La evidencia sugiere que el azúcar procesado actúa en el cerebro de maneras similares a sustancias adictivas bien conocidas, como el alcohol y las drogas, alterando tanto el sistema opioide (los analgésicos naturales en el cerebro) como el sistema dopaminérgico (la vía de la dopamina), lo cual puede causar confusión neurofisiológica y estructural.

Este proceso adictivo es parte de los sistemas de recompensa en el cerebro. Las endorfinas son hormonas péptidas que se unen a los receptores opioides en el cerebro y actúan como neurotransmisores. Las endorfinas reducen la sensación de dolor y afectan nuestras emociones. Por otro lado, las exorfinas son compuestos que podemos comer y que activan nuestros receptores opioides, brindándonos placer cuando comemos los alimentos. Un número creciente de investigaciones indica que estas exorfinas se pueden encontrar no solo en productos de trigo y gluten, sino también en carne, huevos, lácteos, verduras de hoja verde, chocolate y té verde. De hecho, podrían estar muy extendidas en nuestro suministro de alimentos. Parecen ser responsables del deseo de consumir más de estos alimentos. ¡Dios quiere que disfrutemos de la comida!

Sin embargo, los azúcares de la DAM secuestran estos sistemas de recompensa naturales, distorsionando el deseo de alimentos *reales* y completos, sustituyéndolo por antojos de productos parecidos a alimentos procesados y refinados. El Dr. Stephan Guyenet, neurobiólogo e investigador, sugiere que "la palatabilidad de un alimento, independientemente de su contenido de exorfinas, es un determinante importante de la interacción del alimento con el sistema de recompensa opioide". Al manipular la palatabilidad (cualidad de ser grato al paladar un alimento) de los productos industriales parecidos a alimentos, como al calcular los puntos de felicidad mencionados en la parte 1, los fabricantes de alimentos se esfuerzan al máximo para capitalizar las propiedades adictivas de sus productos.

TÚ NO ERES TU ADICCIÓN

A pesar de esto, los antojos y adicciones al azúcar son conductas *aprendidas*. Según investigaciones recientes, el anhelo anormal por el azúcar *no* es innato en niños y adultos; es el resultado de las enormes cantidades de azúcar añadidas a alimentos y bebidas altamente procesados. La DAM cada vez más dulce está impulsando el deseo *de aprender* a anhelar más y más azúcar.

188 PIENSA Y COME DE MANERA INTELIGENTE

Aunque al principio puede no parecerlo, ¡esto es una buena noticia! Si una conducta o hábito se aprende, también se puede desaprender. Lo que integramos en el cerebro podemos desintegrarlo del cerebro porque el cerebro es neuroplástico, como vimos al inicio de esta sección. ¡Puede cambiar! Nosotros escogimos seguir la tentación; Dios no nos tienta (Santiago 1:13-16). Aunque puede ser difícil resistir estos alimentos, la mente es más fuerte que el cuerpo y podemos elegir superar los antojos y reentrenar nuestro cerebro y nuestro cuerpo a través de nuestra mente.

Sin embargo, ¿cómo aprendemos exactamente a amar el azúcar? El azúcar termina en los centros de placer de nuestro cerebro, como la corteza frontal orbital, donde experimentamos conscientemente el "torrente de azúcar". Si esta atracción se repite lo suficiente a lo largo del día, durante aproximadamente sesenta y tres días se implantará en nuestra mente no consciente (ver la página 101 para recordar cómo funciona el ciclo de sesenta y tres días) un recuerdo del anhelo por el azúcar. Por ejemplo, comemos una rosquilla refinada y procesada en la oficina porque eso es lo que todos hacen los viernes. Durante los siguientes días pensamos en la rosquilla, recordando su sabor. Este proceso de imaginar activa las mismas sendas en el cerebro como si realmente estuviéramos comiendo una rosquilla. Al cuarto día, comenzamos a anhelar una rosquilla. En el quinto día, compramos y comemos dos rosquillas. Y así, este ciclo se repite durante sesenta y tres días, tras los cuales hemos *aprendido* voluntariamente a anhelar rosquillas, fijando este recuerdo en nuestra mente no consciente. ¿La próxima vez que veamos una rosquilla? ¡Definitivamente batallaremos por resistirla!

LA ADICCIÓN AL AZÚCAR DE LA DAM ES UNA DE LAS RAÍCES DEL MAL

Desde luego, también hay azúcares en los alimentos *reales*, como la miel y la fruta. Dios creó estos alimentos de tal manera que nos brindan placer al comerlos, al mismo tiempo que nos nutren y llenan nuestro cuerpo de buenos nutrientes. De hecho, tenemos receptores del azúcar a lo largo del esófago que parecen estar intrincadamente vinculados a nuestro apetito. Nuestras papilas gustativas en particular están diseñadas para ayudarnos a reconocer y buscar nutrientes importantes: tenemos receptores para sales esenciales, para azúcares ricos en energía, para aminoácidos (las piezas fundamentales de las proteínas), y para moléculas portadoras de energía llamadas nucleótidos. No solo nuestro cerebro, sino también nuestro cuerpo muestran que Dios quiere que disfrutemos de los placeres de los alimentos *reales*.

Esencialmente, podemos volvernos adictos a cualquier cosa, ¡incluso a la col rizada! Como bromea mi hija Jessica, tal vez nuestra familia necesite ir a rehabilitación de col rizada (cada uno de nosotros consume alrededor de dos grandes racimos al día). Sin embargo, las "17 cucharaditas de azúcar añadido en una Coca-Cola de 500 ml son equivalentes a aproximadamente 1.3 kilos de zanahorias, 7 naranjas y media, 230 tallos de espárragos o 531 tazas de espinaca; sin ninguno de los nutrientes de esos alimentos integrales". Podemos comer una bolsa entera de naranjas, que contienen azúcares naturales de la fruta, y técnicamente consumir mucho azúcar; sin embargo, estos azúcares están envueltos en sus paquetes de alimentos integrales y están llenos de fibra y nutrientes que sostienen la vida. Y, como cualquiera que haya comido una bolsa entera de naranjas sabe, es una tarea difícil y el resultado final puede que no sea tan agradable.

Por otro lado, los azúcares de la DAM son calorías *vacías*. Cuando consumimos estos azúcares refinados y procesados, ingerimos un exceso de calorías porque los azúcares (la sacarosa y la fructosa, como los que se encuentran en el famoso jarabe de maíz de alta fructosa, o HFCS por sus siglas en inglés) bloquean la señal en nuestro cerebro que nos indica que hemos tenido suficiente. Los azúcares altamente procesados, al igual que otros productos alimenticios procesados y refinados alteran realmente nuestras papilas gustativas. En 2001, los científicos identificaron la molécula de proteína, T1R3, que detecta el azúcar. Cuando se consumen cantidades excesivas de azúcar, esta proteína se altera, contribuyendo así al desarrollo de un anhelo tóxico por el azúcar.

De hecho, como vimos anteriormente, las corporaciones alimentarias diseñan estos productos alimenticios de tal manera que nos llevan a consumir cada vez más de estos azúcares vacíos, sin que nos demos cuenta de que eso nos enfermará. Puede crear las condiciones para diabetes tipo 2, obesidad, enfermedad del hígado graso, problemas de salud mental y caries, por mencionar solo algunas de las consecuencias para la salud de los azúcares refinados de la DAM. Y esta sustancia es legalmente consumida por millones de personas y se les da a nuestros niños como "premios".

Nunca fue la intención de Dios que comamos alimentos que nos matarán. Como el propio Jesús dijo: *¿Quién de ustedes que sea padre, si su hijo pide un pescado, le dará en cambio una serpiente?* (Lucas 11:11). Dios nos ama y nos cuida, y también a toda su creación. Vino a sanarnos y hacernos libres: cuerpo, espíritu y alma. Nos hizo más que vencedores en Él, pero tenemos que escoger seguir sus promesas. Tenemos que decidir cambiar nuestra manera de comer, al igual que tenemos que decidir entregarle a Él cada parte de nuestra vida.

HAMBRIENTO COMO UN CABALLO... DE JARABE DE MAÍZ CON ALTO CONTENIDO DE FRUCTOSA

Antes de entrar al torrente sanguíneo desde el tracto digestivo, el azúcar es descompuesto en dos azúcares simples: glucosa y fructosa. Cada tipo de azúcar cumple funciones diferentes pero complementarias.

La glucosa, producida principalmente por la descomposición de carbohidratos complejos, es el tipo de energía para el cual nuestro cuerpo está diseñado. Todos los seres vivos utilizan glucosa como fuente de energía. La fructosa, por otra parte, activa las células gustativas que se encuentran en el páncreas, una reacción que provoca un aumento leve en la secreción de insulina, que es una hormona necesaria para mover la glucosa a las células y obtener energía. Esta es una relación complementaria.

La glucosa y la fructosa son metabolizadas de modo diferente en el cuerpo. Se ha descubierto que la glucosa reduce la actividad cerebral en regiones que regulan el apetito y la recompensa, pero la fructosa no lo hace. La fructosa estimula débilmente la secreción de insulina, una hormona que puede aumentar la saciedad y reducir el hambre. También reduce la cantidad de la hormona glucagón, como del péptido-1 (GLP-1), que también influye en la sensación de saciedad. Los investigadores están preocupados por el consumo de fructosa, como se encuentra en su forma procesada (como el jarabe de maíz de alta fructosa, HFCS), ya que podría incrementar significativamente el hambre y la ingesta de alimentos. De modo similar, la investigación indica que la glucosa disminuye el flujo sanguíneo cerebral en el hipotálamo, el tálamo, la ínsula y el estriado, pero la fructosa aumenta el flujo sanguíneo cerebral en esas áreas. La glucosa esencialmente reduce la actividad en el hipotálamo, un evento que se relaciona con sensaciones de plenitud metabólica y saciedad, mientras que la fructosa tiene el efecto contrario: puede hacer que deseemos más comida. Igualmente, la respuesta del cerebro a la fructosa produce una activación anormal en el núcleo accumbens, que es parte del circuito de recompensa. Esta activación intensifica el deseo por la comida, al igual que los efectos de la fructosa en el hipotálamo intensifican el deseo de comida.

De hecho, una de las principales funciones del hipotálamo es controlar cuánta energía en el largo plazo se almacena como grasa: la conversión de glucosa extra en grasa, por así decirlo, para un día de lluvia. El hipotálamo hace esto detectando los niveles de la hormona derivada de la grasa: la leptina. También monitorea cuidadosamente los niveles de glucosa en sangre del cuerpo que, como vimos, afectan la sensación de saciedad. Cuando comemos, el hipotálamo envía señales que nos hacen sentir menos hambre. Cuando la comida es restringida, el hipotálamo envía señales que aumentan nuestro deseo de comer, lo que potencialmente puede conducir a un aumento de peso, obesidad y enfermedades relacionadas con el estilo de vida.

Los azúcares procesados, como el jarabe de maíz de alta fructosa (HFCS), alteran estas señales cuidadosamente controladas y programadas para el amor. Un estudio reciente ha demostrado que una bebida de glucosa puede disminuir el flujo sanguíneo y la actividad en las áreas del cerebro que controlan el apetito, la emoción y la recompensa, generando una sensación de saciedad. Por otro lado, consumir fructosa continúa estimulando las áreas de apetito y recompensa del cerebro, y los participantes no reportaron sentirse llenos. Incluso dijeron que podrían haber seguido comiendo y bebiendo fácilmente. ¡Imagina cómo un refresco con HFCS puede confundir al cerebro y llevar a comer en exceso! ¡Eso sí que es hambre de caballo!

SE TRATA DE CONEXIONES

Las múltiples estructuras y circuitos del cerebro funcionan bajo el principio de conectividad, lo que significa que todas las partes trabajan juntas de manera complicada y balanceada. Como he observado muchas veces a lo largo de este libro, esta conectividad puede verse alterada por el pensamiento tóxico y la manera de comer tóxica. En términos de conectividad entre diferentes regiones del cerebro, la glucosa aumenta la actividad entre el hipotálamo y el tálamo, así como el estriado, al proporcionar energía. Estas regiones son parte de la senda de pensamiento (conocida como la ciencia del pensamiento) que se ocupa de nuestro estado mental, conecta pensamientos existentes que se mueven de la mente no consciente a la mente consciente, y determina la fluidez cognitiva.

La fructosa, cuando está balanceada con la glucosa en alimentos reales y completos, aumenta la conectividad entre el hipotálamo y el tálamo, pero no el estriado, que se desactiva una vez que la persona está satisfecha. Esto significa que la fructosa da un impulso adicional a la regulación activa y dinámica de aquello que entra en la mente consciente (lo que eliges comer: por ejemplo, ¿pastel o col rizada?), también impulsa la evaluación consciente de esto con pensamientos existentes (*Me encanta este pastel, es mi comida reconfortante, pero leí el otro día cuán buena es la col rizada para mí, así que realmente debería elegir eso...*), y la decisión final que se toma (*¡Voy a comer la col rizada!*). Por lo tanto, la fructosa es más responsable de activar el hambre al crear condiciones epigenéticas que aumentan la comunicación entre el hipotálamo y el tálamo, mientras que la glucosa asegura que dejes de comer cuando estés satisfecho al activar las tres regiones, incluido el estriado.

Sin embargo, cuando el romance entre la fructosa y la glucosa, por así decirlo, está desajustado, la conectividad entre estas regiones se ve comprometida. Esto se siente como una falta de claridad y lentitud mental. La fructosa en el HFCS activa nuestra hambre sin aumentar la actividad en el estriado, por lo que no nos sentimos llenos y continuamos comiendo más y más de los productos parecidos a alimentos. De modo similar, el área de control cortical del cerebro, que se activa cuando pensamos críticamente y nos autoevaluamos, es inhibida por la fructosa pero activada por la glucosa. Cuando comemos alimentos *reales* y pensamos buenos pensamientos, esta área se activa correctamente y nos permite balancear nuestras reacciones a las circunstancias cotidianas. Un área de control cortical saludable y conectada nos permite ser tanto entusiastas como agudos; y sin embargo cautos y sabios, siguiendo verdaderamente los mandamientos de Jesús: *Sean astutos como serpientes y sencillos como palomas* (Mateo 10:16). Los azúcares de la DAM, por otro lado, afectan de modo significativo nuestras habilidades de pensamiento crítico. De hecho, como esta área de control del cerebro incluye lugares importantes para determinar cómo responden nuestros sentidos a los alimentos, es alarmante hasta dónde el público es bombardeado con mensajes que dicen: "Come más comida procesada". ¿Qué le estamos haciendo a nuestro pobre cerebro?

TAN DULCE COMO LA MIEL

Dios diseñó la glucosa y la fructosa para ser consumidas juntas, tal como se encuentran en las frutas y la miel, en pequeñas cantidades controladas y disponibles estacionalmente; por eso son tan difíciles de obtener en la naturaleza. Como señala el Dr. Lustig, uno de los principales expertos en obesidad infantil y azúcar, nuestros antepasados solo podían acceder a alimentos azucarados como fruta o miel, u otro endulzante de la naturaleza, y solo durante unos meses del año. Además, dentro de las verduras y las frutas, la fructosa está mezclada con todo lo que necesita para ser beneficiosa para nuestro cuerpo y cerebro: fibra, vitaminas, minerales, enzimas y fitonutrientes, por ejemplo. La cantidad correcta de estos azúcares, en alimentos reales y completos, activa el núcleo accumbens, el hipotálamo, el tálamo, la ínsula y el estriado de manera bioquímicamente balanceada. Si, por ejemplo, acabas de terminar una caminata intensa, la fructosa se convertirá en glucógeno y se almacenará en el hígado hasta que la necesites, mientras que la glucosa se utilizará para obtener energía.

Cuando el azúcar se consume en frutas y miel, la glucosa aumenta la producción de insulina de una manera saludable y programada para el amor. La insulina permite que el azúcar en la sangre sea transportado a las células, donde puede ser utilizado para obtener energía, aumenta la producción de leptina, una hormona que ayuda a regular el apetito y el almacenamiento de grasa, y suprime la producción de grelina, una hormona producida por el estómago que ayuda a regular la ingesta de alimentos. Debido a esta reacción, después de comer glucosa disminuye realmente la sensación de hambre, contrariamente al efecto ya mencionado del HFCS.

Sin embargo, actualmente los azúcares refinados, principalmente en forma de jarabe de maíz de alta fructosa (HFCS), están ampliamente disponibles y se añaden prácticamente a todos los alimentos procesados y bebidas. ¡Incluso la sal de mesa regular ahora contiene azúcar! Lustig, sin duda, dio en el clavo al observar que "la naturaleza hizo que el azúcar fuera difícil de obtener; el hombre lo hizo fácil". Aunque deberíamos sentirnos orgullosos de muchos avances modernos, la producción de azúcares refinados como el HFCS no debería ser uno de ellos. Si el hígado ya está lleno de glucógeno por todos estos azúcares procesados, cualquier fructosa adicional se almacenará como grasa. Si esta grasa se acumula en el hígado puede causar enfermedad del hígado graso no alcohólico, entre otros problemas de salud. No todos los desarrollos modernos deberían ser abrazados como "progreso".

No es que la fructosa en sí sea mala. El problema son *las cantidades reduccionistas, fabricadas en laboratorio y biológicamente inapropiadas de* HFCS y otros azúcares refinados. El jarabe de maíz de alta fructosa, en particular, es un endulzante barato (es realmente más dulce que el azúcar regular) y se utiliza en la mayoría de los refrescos, alimentos procesados, condimentos y, tristemente, en muchas comidas para bebés. Tiene sentido económico para las corporaciones alimentarias usar HFCS, pero no tiene sentido biológico que nosotros consumamos HFCS o cualquier otro azúcar altamente refinado y procesado. Como ya hemos discutido, no solo sobrecarga el hígado, sino que también confunde los receptores en las células del páncreas y también las papilas gustativas, lo que genera un tumulto neurofisiológico.

Sin embargo, el HFCS no es el único villano. Cualquier forma de azúcar procesado y refinado es tóxica. La miel cruda, sin filtrar y no procesada, por ejemplo, contiene jalea real, polen de abeja y propóleo, que son tres fuentes importantes de antioxidantes, vitaminas y minerales. Estos elementos trabajan juntos de manera balanceada, por lo que no habrá efectos metabólicos negativos al incorporar miel cruda y sin filtrar en la dieta humana. Sin embargo, cuando se calienta y se filtra, la miel pierde vitaminas A, C, D, E y K, varias vitaminas B, calcio, potasio, magnesio y enzimas vivas. Se vuelve tóxica para nuestra salud, al igual que el HFCS.

No deberíamos tener mucha fructosa flotando en nuestra cabeza. En términos moleculares, la fructosa tiene el mismo número de calorías, pero es más dulce que la glucosa. Contrariamente a la glucosa, sin embargo, la fructosa es eliminada del cuerpo casi por completo mediante el hígado: una parte muy pequeña realmente llega al cerebro si seguimos una dieta balanceada de alimentos reales y completos. Cuando consumimos cantidades excesivas de fructosa en la DAM, entra más fructosa de la que debería en el cerebro, y surgen problemas porque nuestro cerebro no está diseñado para manejar grandes cantidades de este azúcar procesado.

La moraleja de la historia es que, cuando aislamos la fructosa en un laboratorio, alteramos el delicado balance de los alimentos creados por Dios. Este es tan solo un ejemplo más de un tema del que he hablado a lo largo de este libro: no es el alimento en sí, sino lo que la humanidad le hace al alimento. Haríamos bien en seguir el consejo de Proverbios 25:16: *¿Te gusta la miel? ¡No comas demasiada, porque te darán ganas de vomitar!* (NTV).

HFCS Y AGE: UNA SOPA DE LETRAS QUE NO TE GUSTARÁ

El proceso de fabricación del jarabe de maíz de alta fructosa (HFCS) es diferente al del azúcar de mesa. El HFCS contiene moléculas de fructosa libres y no unidas, que se absorben más fácilmente en el cuerpo. Estas moléculas no tienen que atravesar un paso metabólico adicional como otros azúcares. La fructosa, como la del HFCS, puede causar hasta siete veces más daño celular que la glucosa porque se une a las proteínas celulares siete veces *más rápido*: esto se llama glicación. Incluso libera más radicales libres que la glucosa, lo que puede causar daño a los tejidos y envejecimiento.

Normalmente el azúcar se une a una proteína bajo la dirección de una enzima, formando glicoproteínas que son esenciales para el correcto funcionamiento de nuestro cuerpo. Estas enzimas conectan la glucosa a proteínas en lugares específicos, en moléculas específicas, para propósitos específicos. Sin embargo, el azúcar y la proteína no deberían unirse no enzimáticamente. Cuando lo hacen, por ejemplo, si comes una rosquilla de la DAM, la glicación de las proteínas sanguíneas ocurre cuando los niveles de glucosa se disparan y permanecen altos. El producto de este enlace no enzimático es una proteína glicada llamada *producto final de glicación avanzada* (AGE, por sus siglas en inglés).

¿Cómo se forman estos AGE? La hemoglobina se encuentra en los glóbulos rojos, que transportan oxígeno por todo el cuerpo. Cuando tu nivel de azúcar en sangre es demasiado alto, el azúcar se acumula en tu sangre y se combina con la hemoglobina: se ha glicado. Las moléculas de azúcar en exceso que cruzan la barrera hematoencefálica se combinan con proteínas y grasas. Esta reacción provoca que las proteínas se plieguen de manera incorrecta, y entonces se vuelven menos funcionales e incluso tóxicas. Estas nuevas estructuras peligrosas son los AGE.

Los AGE afectan cómo funcionan las células, causando así daño al cuerpo y poniendo tensión en el sistema inmunológico. Los AGE causan inflamación, daño por radicales libres y daño a los vasos sanguíneos, y un aumento de la oxidación; todo esto puede crear importantes problemas cognitivos. Este tipo de degeneración suele ocurrir con el tiempo: puede comenzar como alteraciones biológicas menores o discapacidades y, más adelante, continuar hasta convertirse en trastornos específicos, contribuyendo a una importante degeneración cerebral y reducción de la función mental.

La investigación muestra que los AGE también provienen de grasas y proteínas, no solo de la glucosa. Nuestro cuerpo tiene una forma natural de eliminar los AGE, ya que estas proteínas glicadas se forman también dentro de nuestras células y no solo a partir de los alimentos. Se manejan dentro de la célula degradándose y se eliminan a través de los riñones. El zinc, la insulina y el glutatión, actuando como antioxidantes, también combaten los AGE producidos dentro de la célula. Siempre que nuestros riñones e intestinos funcionen correctamente y nuestros sistemas antioxidantes estén en funcionamiento, la mayoría de los AGE dietéticos serán eliminados muy rápidamente salvo, por supuesto, que estemos siguiendo la DAM, que pone en riesgo todas nuestras funciones corporales al crear un ambiente epigenético tóxico alrededor de nuestras células.

La fructosa en el HFCS afecta directamente al cerebro. Se cree que causa una sensación de placer y desencadena un deseo de más HFCS, sin frenar el apetito. Esencialmente, nos produce un pico placentero sin la "desventaja" de sentirnos llenos, de modo que pensamos que podemos consumir más, pero, de hecho, estamos consumiendo calorías de azúcar vacías. Elevados niveles de HFCS en el cerebro se han relacionado con daño cerebral y depresión. Diversos científicos creen ahora que el HFCS es más peligroso e insidioso para nuestra salud que el alcohol.

Aunque las personas pueden sentir una "euforia" temporal al consumir alimentos de la DAM ricos en sal procesada, azúcar y grasa, hacerlo de manera regular llevará al final a un anhelo aprendido que es autodestructivo. Sus cerebros han sido alterados, y ahora sienten que necesitan los productos parecidos a alimentos para funcionar con normalidad. De hecho, como estos alimentos crean desorden en el cerebro, anhelamos más y más de ellos para intentar recuperar el equilibrio.

Sin embargo, al elegir cambiar, esto puede revertirse gracias al increíble proceso de neuroplasticidad. No puedo enfatizar esto lo suficiente: no somos víctimas de nuestra biología. Podemos renovar nuestra mente y remodelar la biología de nuestro cerebro. Somos más que vencedores por medio de Cristo (Romanos 8:37). ¡Qué esperanza tan increíble hay cuando aplicamos correctamente los principios de Dios y su ciencia!

ESTE ES TU CIRCUITO DE RECOMPENSA CON EL AZÚCAR

Aparte de regular la saciedad, las regiones del hipotálamo, tálamo, ínsula y estriado del cerebro actúan como nuestro "equipo de análisis metabólico". Ellos "leen y analizan" nuestro estado metabólico y, al hacerlo, ayudan a influir y balancear la motivación y la recompensa. La glucosa nos detiene de querer comer más, como vimos antes, mientras que la fructosa aumenta nuestro deseo de comer. En alimentos *reales* y completos, sus funciones respectivas se complementan. Demasiada fructosa, fuera del contexto de alimentos reales, confunde esta función de "leer y analizar", y terminamos deseando más y más de los alimentos incorrectos para seguir experimentando esos picos de recompensa.

En un sentido secular, los científicos tratan la motivación y la recompensa como si fuéramos animales que pueden ser entrenados. Este enfoque es esencialmente derrotista y mecanicista. Ven que los escaneos cerebrales se iluminan en las mismas regiones de las de alguien que consume drogas, y etiquetan como adicto a quien come azúcar. De hecho, como hemos visto, varios científicos y médicos destacados creen que la adicción a la comida e incluso la obesidad son enfermedades incurables, y que son solamente algo con lo que los individuos tienen que aprender a lidiar, normalmente con cantidades importantes de medicamentos incluidos.

Sin embargo, nuestro cerebro está diseñado para aferrarse a algo: ¡a Dios! Cuanto más alineemos nuestro pensamiento con la Palabra de Dios, más desarrollaremos una relación saludable con la comida, ya que nos aferramos a Él primero y por encima de todo. Hazte adicto a Dios y "todas estas cosas te serán añadidas" (Mateo 6:33). En su diseño perfecto, la motivación y la recompensa provienen del hecho de que podemos ser conscientes de nuestro pensamiento y nuestra alimentación, llevar esos pensamientos cautivos a Dios, decidir superar los malos patrones alimenticios y construir buenos hábitos alimenticios en nuestra mente. ¿Por qué? Porque valoramos nuestro cuerpo, a nuestro prójimo y a toda la creación como regalos de Dios, regalos que debemos administrar sabiamente. Comer es algo hermoso, porque Dios creó la comida y el acto de comer.

EL HIPO[CAMPO] QUE SE REDUCE

Las dendritas son las ramas en la parte superior de las neuronas y se parecen un poco a las ramas de un árbol, pero no dejes que la simplicidad de su forma te engañe. Las dendritas actúan como minisupercomputadoras y juegan un papel crítico en el pensamiento y la formación de pensamientos a largo plazo. Cuando sometemos a nuestro cuerpo y nuestro cerebro a un estrés tóxico por una alimentación y un pensamiento poco saludables, las neuronas del hipocampo se vuelven más cortas y las dendritas se encogen en un fenómeno llamado *remodelación dendrítica*, lo que significa que sus funciones de supercomputadora se ven comprometidas. Esto afecta la memoria a largo plazo. Además, hay menos conexiones sinápticas y, por lo tanto, menos oportunidad para un flujo óptimo de información. A su vez, esto afecta el procesamiento de la información y la memoria de corto plazo.

De hecho, el hipocampo está involucrado en el procesamiento de información, convirtiendo la memoria de corto plazo en memoria de largo plazo y en memoria espacial, por lo que cualquier daño aquí significa que el procesamiento de la información se ralentiza en todas estas áreas, impactando negativamente la cognición. En las sinapsis, las vesículas, que son como pequeñas bolsas de neurotransmisores excitadores, comienzan a secarse si no llevamos nuestros pensamientos cautivos a Cristo y si continuamos comiendo según la DAM. Debido a que las neuronas utilizan neurotransmisores excitatorios para comunicarse entre sí y aumentar su nivel de actividad, menos de esas vesículas significa que se pueden enviar menos señales, lo que ralentiza el procesamiento de la información. Los hábitos alimenticios tóxicos pueden descomponer las vías de comunicación y el procesamiento en el corto plazo, dando como resultado una memoria comprometida.

Cuando el hipocampo funciona como debería, lo cual sucede cuando pensamos y comemos de manera adecuada, se encuentra en grandes cantidades una neurotrofina (proteínas que permiten la supervivencia, desarrollo y función de las neuronas) llamada BDNF en el hipocampo, el hipotálamo y la corteza cerebral. Está involucrada en la neuroplasticidad, la neurogénesis y el mantenimiento y crecimiento de muchos tipos de neuronas. Si no hay suficiente BDNF, entonces el proceso de pensamiento y la formación de memorias de corto y de largo plazo se verán negativamente afectados, la estructura de nuestros vasos sanguíneos será dañada, nuestro cerebro puede inflamarse, y la plasticidad sináptica se reducirá. Y según un estudio reciente, solo se necesitan tres meses de seguir la DAM (alta en azúcares procesados, sal y grasas) para disminuir los niveles de BDNF. Consumir productos parecidos a alimentos en lugar de alimentos reales y completos, en realidad afecta la memoria espacial en setenta y dos horas, y otros tipos de memoria en un periodo de veintiocho a treinta días. ¡Imagina lo que hace un estilo de vida continuo de seguir la DAM!

ESOS AZÚCARES DAM

Y el mal de los azúcares HFCS procesados, descontextualizados y fabricados en laboratorio continúa. El exceso de fructosa, fuera del contexto de los alimentos reales y completos, reduce el flujo sanguíneo no solo en el hipocampo, sino también en otras regiones del cerebro. Esta pérdida de flujo sanguíneo afecta la función cognitiva. Si consumes jarabe de maíz de alta fructosa (HFCS) de manera regular, por ejemplo, comprometes la capacidad de la corteza cingulada anterior para cambiar entre pensamientos, y te quedas "atascado" en tu forma de pensar. Este pensamiento inflexible, a su vez, altera tu intelecto y tu capacidad de analizar las cosas considerando todas las opciones para cualquier situación dada. Del mismo modo, los azúcares procesados y refinados como el HFCS también reducen el flujo sanguíneo al giro fusiforme, que está involucrado en el procesamiento visual y el reconocimiento facial, alterando así la corteza visual. Cuando hay un flujo sanguíneo reducido en estas áreas, la capacidad para reconocer caras y procesar señales visuales se ve dañada. Esto puede influir en cómo te relacionas con los demás. En pocas palabras: comer HFCS puede afectar tus relaciones.

Sin embargo, las misericordias de Dios se renuevan cada mañana (Lamentaciones 3:22-23). Investigaciones recientes han mostrado que un hipocampo que se encoge y otros daños causados por la DAM son reversibles. Cambia tu forma de pensar y tu alimentación, ¡y podrás remodelar tus dendritas y aumentar el flujo sanguíneo! Esta es verdaderamente la gracia de Dios en acción.

EN UNA AVALANCHA DE INSULINA DAM

Seguir una dieta alta en alimentos procesados y refinados también puede causar resistencia a la hormona anabólica insulina, lo que a su vez puede contribuir al inicio de enfermedades crónicas e incluso a la muerte prematura. Cuando las células están saturadas de insulina en exceso, como cuando comemos muchos azúcares DAM, los receptores (puertas) en nuestras células que permiten la entrada de insulina se insensibilizan. La insulina no puede llevar los azúcares a las células, así que ahora hay una gran cantidad de azúcar en exceso flotando en el torrente sanguíneo (*hiperglucemia*). El páncreas, entonces, secreta más insulina, ya que los tejidos no pueden "escuchar" correctamente lo que está ocurriendo, por lo que sienten que necesitan más de esta hormona para hacer el trabajo. El cuerpo compensa el exceso de insulina en la sangre desarrollando el síndrome de resistencia a la insulina, el precursor de la diabetes tipo 2. Esto al final llevará a un estado llamado *hiperinsulinemia*: demasiada insulina en la sangre. De modo similar, otras hormonas también se ven afectadas por los altos niveles de insulina en el cuerpo, y el proceso de metabolismo se descontrola y entra en caos.

No hace falta decir que tanto la hiperglucemia como la hiperinsulinemia son malas noticias. De hecho, son factores epigenéticos importantes en el desarrollo de la diabetes tipo 2. Por lo tanto, no es sorprendente que las personas que beben bebidas azucaradas tengan hasta un 83 por ciento más de riesgo de desarrollar diabetes tipo 2. Otros problemas de salud relacionados con la resistencia a la insulina y los altos niveles de glucosa en sangre incluyen ceguera, obesidad, enfermedades del corazón, daño nervioso, cáncer, hígado graso (que es un precursor de la cirrosis y la insuficiencia hepática), y la formación de placas de beta amiloide, la marca registrada del Alzheimer.

Algunos investigadores ahora incluso se refieren al Alzheimer como diabetes tipo 3.

Y el azúcar puro no es el único culpable. Hay consenso entre los científicos de la nutrición de que los carbohidratos simples y refinados, como el pan blanco, la pasta y los cereales procesados, no son buenas fuentes de energía, ya que liberan azúcar con demasiada rapidez en el torrente sanguíneo. Su composición química, una vez metabolizados, no es muy diferente de la del azúcar puro; a menudo se hace referencia a ellos como "veneno dulce" debido a sus efectos tóxicos en exceso en el cuerpo. Estos tipos de alimentos obligan continuamente al cuerpo a compensar, haciendo que el páncreas produzca cantidades excesivas de insulina, lo cual conduce a la hiperinsulinemia.

Como todo en el cuerpo, la insulina en sí misma es importante, y no solo para el metabolismo de la glucosa. Puede atravesar la barrera hematoencefálica y desencadenar procesos neurológicos que son importantes para el aprendizaje y la memoria, si el ambiente en nuestro cuerpo es saludable. Sin embargo, consumir grandes cantidades de azúcares DAM de manera regular bloquea la capacidad de la insulina para regular cómo nuestras células cerebrales almacenan y utilizan el azúcar para la energía necesaria para alimentar pensamientos y emociones, teniendo así un impacto negativo en el aprendizaje y la memoria. Esencialmente, los altos niveles de azúcar en sangre y de insulina procedentes de una mala alimentación también alteran los neurotransmisores del cerebro que regulan el estado de ánimo, el pensamiento y el aprendizaje. La función sináptica entre neuronas es alterada, lo cual afecta directamente las emociones, la memoria y el pensamiento: la conectividad del cerebro se ve desorganizada, lo cual afecta la memoria de corto plazo y al pensamiento, ya que las células cerebrales tendrán dificultades para comunicarse entre sí.

De hecho, la hiperinsulinemia influye en los receptores de insulina en el cerebro, incluyendo el hipotálamo. El cerebro no responde bien al aumento de insulina en sangre, que, junto con la leptina, le indica al cerebro si estamos comiendo demasiado y aumentando de peso. Ya que el cerebro ya no puede detectar adecuadamente la producción excesiva de grasa en el cuerpo, nuestra respuesta será comer más y, por lo tanto, ganar más peso: un círculo vicioso.

ESTRÉS DAM

Ahora pasamos de la insulina al cortisol. Aunque comúnmente se le conoce como la "hormona del estrés" en un sentido negativo, el cortisol es en realidad una hormona esteroide esencial derivada del colesterol. Aumenta la energía disponible al aumentar la glucosa en sangre y liberar ácidos grasos de la grasa, lo cual, en dosis saludables, puede hacer cosas asombrosas en nuestro cerebro, como promover la atención, almacenar memoria y mantener un balance entre el estrés saludable y el tóxico. Sin embargo, cuando consumimos alimentos de la DAM o pensamos en cosas tóxicas, nuestros niveles de cortisol se elevan y se vuelven tóxicos, perjudicando la atención y la memoria, causando cambios en el hipocampo (afectando así la conversión de la memoria de corto plazo en memoria de largo plazo) y encogiendo las células nerviosas (que al final morirán). ¿Es extraño, entonces, que una dieta alta en fructosa durante la adolescencia pueda empeorar el aprendizaje, la memoria y el comportamiento similar a la depresión y la ansiedad, además de alterar cómo responde el cerebro al estrés?

La amígdala en el cerebro tiene receptores para el cortisol y la insulina y, por lo tanto, también se ve afectada por el consumo excesivo de azúcares refinados y procesados. Esta estructura también forma parte del mencionado camino del pensamiento, trabajando con el hipotálamo para proporcionar la información emocional y perceptiva que pone en contexto los recuerdos. Cuando nuestra amígdala se ve afectada por productos parecidos a alimentos de la DAM, podemos volvernos reactivos e impulsivos, pues ya no tenemos una fuerte claridad emocional y perceptiva. En pocas palabras, el pensamiento y las emociones son afectados de manera negativa por cualquier cosa que no sea comida *real* y completa.

EL ALMA, EL ESTRÉS Y EL AZÚCAR

Como mencioné anteriormente, el hipotálamo es un jugador central en cómo la mente (alma) controla la reacción del cuerpo al estrés y a los alimentos. Realmente se hace referencia al hipotálamo como el "cerebro" del sistema endocrino. Integra señales de la mente y el cuerpo, enviándolas a través de nuestros cuerpos para que podamos reaccionar de manera apropiada y funcional, "para que todo el cuerpo esté sano, creciendo y lleno de amor" (ver Efesios 4:16, NTV).

El estrés, al igual que la comida *real*, no es inherentemente malo; depende de cómo reaccionemos a él. La etapa 1 del estrés es solo de corto plazo y nos hace estar alertas y listos para la acción. Es una respuesta adecuada a ciertas situaciones. Durante esta etapa se secreta el factor liberador de corticotropina (CRF, por sus siglas en inglés) desde el hipotálamo y estimula las glándulas pituitarias para producir la hormona adrenocorticotrópica (ACTH, por sus siglas en inglés). La ACTH viaja a través de la sangre hacia las glándulas suprarrenales (sobre los riñones) y las estimula para producir la hormona del estrés: el cortisol.

Por otro lado, si reaccionamos incorrectamente al estrés debido a un "espíritu de temor" (2 Timoteo 1:7), nuestra reacción al estrés se prolonga y se vuelve tóxica. Según un estudio, un mayor estrés puede incrementar potencialmente el riesgo de mortalidad en un 43 por ciento, pero solo para aquellos individuos que *creían que el estrés era perjudicial para su salud*. Las personas que no veían el estrés como dañino realmente *disminuían* su riesgo de morir. A lo largo de los ocho años del estudio, los investigadores estimaron que de las 18 200 personas que murieron, sucedió por la creencia de que el estrés es malo para ti; eso supone más de dos mil muertes al año. Esto es verdaderamente aleccionador, porque muestra que nuestra percepción del estrés determina su impacto sobre nuestra salud mental y física.

Sin embargo, si cambias tu manera de pensar sobre el estrés, puedes cambiar la respuesta de tu cuerpo al mismo. En lugar de ver la respuesta al estrés como negativa, al enfrentar una situación estresante puedes verla como si tu cuerpo estuviera vigorizándose para ayudarte a enfrentar el desafío; ¡replanteando la respuesta al estrés como algo útil! Imagina tu corazón latiendo con fuerza y preparándote para la acción; si estás respirando más rápido, ¡bien! Estás llevando más oxígeno a tu cerebro.

Si elegimos reaccionar de manera incorrecta a una situación desafiante, entraremos en la etapa 2 de la reacción al estrés. Durante esta etapa, altos niveles de cortisol circulan en la sangre durante periodos prolongados, lo cual contribuye a su vez a un aumento prolongado de la glucosa en sangre, lo que también puede conducir a resistencia a la insulina, prediabetes y aumento de peso, ya que niveles altos de cortisol durante mucho tiempo conducen a la acumulación de grasa en lugar de su descomposición. En esta situación tóxica, la grasa tiende a acumularse alrededor de la cintura y es un factor de riesgo para enfermedades del corazón. De hecho, niveles altos de cortisol durante periodos prolongados pueden, en algunos casos extremos, conducir al síndrome de Cushing, con su característica acumulación de grasa alrededor de la cintura y la espalda del cuerpo humano, pero no en las piernas, que permanecen delgadas debido a la pérdida de masa muscular. Si continuamos liberando cortisol, entramos en la etapa 3 de la reacción al estrés, que puede conducir al agotamiento adrenal y finalmente a la muerte.

Por lo tanto, una respuesta al estrés inadaptada que surge de nuestras percepciones del estrés y de un consumo excesivo de azúcares de la DAM, puede interactuar para enfermarnos y hacernos ganar peso. De igual manera, una mala respuesta al estrés y niveles elevados de insulina por un consumo excesivo de azúcar retroalimentan al cerebro, especialmente al hipotálamo. Estas interacciones son un profundo ejemplo de la naturaleza interconectada del cerebro y el cuerpo, y cómo las señales de nuestro pensamiento (el 80 por ciento) y nuestro entorno, o en este caso la alimentación (el 20 por ciento), pueden influir en nuestra salud tanto física como mentalmente.

Sin embargo, ¡hay buenas noticias! Ya que la mente (alma) controla el cerebro, incluido el hipotálamo, *la mente es la clave* para romper los ciclos inadaptados de estrés y azúcar. Podemos decidir con nuestra mente cómo reaccionamos ante las circunstancias de la vida, incluyendo el estrés y los alimentos que elegimos consumir. Explicaré con más detalle cómo podemos superar el problema del estrés y el azúcar en la parte 3.

¿ESTÁ HACIÉNDOTE GANAR PESO EL AZÚCAR?

La urgencia de elegir buenos alimentos y buenos pensamientos es evidente en toda la literatura científica. La ciencia del pensamiento y el desarrollo del intelecto ha sido una gran parte de mi investigación. Un número creciente de estudios que examinan el vínculo entre el consumo de azúcar y la obesidad, por ejemplo, ha encontrado una asociación estadística significativa entre estos dos factores: pensar y comer. El vínculo es especialmente fuerte en los niños, donde cada ración diaria de bebidas azucaradas se asocia con un 60 por ciento de aumento en el riesgo de ganar peso y obesidad, y, por lo tanto, de enfermedades relacionadas con la dieta.

Estos hallazgos deberían hacernos cuestionar las prácticas comerciales actuales. ¿Qué tan ético es utilizar a los niños para determinar cuán dulce o salado debe ser algo, calculando "puntos de felicidad" para que las grandes empresas puedan ganar más dinero? ¿Qué tan ético es comercializar alimentos de la DAM a niños y jóvenes? De hecho, los efectos en la salud mental y física de consumir alimentos procesados y refinados de la DAM en la infancia pueden persistir en la edad adulta. Como señala el periodista de investigación Michael Moss en *Salt, Sugar, Fat: How the Food Giants Hooked Us* [Sal, azúcar y grasa: cómo los gigantes de la alimentación nos enganchan], las corporaciones alimentarias están "manipulando o explotando la biología del niño". ¿Cómo podemos permitir que esto continúe?

¿VOLVERTE DAM Y PERDER LA RAZÓN?

Con las tasas crecientes no solo de obesidad, sino también de Alzheimer en nuestro mundo actual, permitir que los fabricantes de alimentos vendan productos que pueden afectar nuestra salud física y mental plantea una amenaza para todos nosotros. Se proyecta que el número de personas con enfermedad de Alzheimer aumentará cuatro veces más en los próximos cuarenta años, alcanzando aproximadamente catorce millones para 2050. La DAM afecta al sistema gastrointestinal (SG) de múltiples maneras, incluyendo memoria dañada, como ya vimos. Las tasas de obesidad, que han ido en aumento exponencial en las sociedades occidentales en los últimos treinta años, han sido una causa de alarma, principalmente en términos de problemas de salud relacionados como la diabetes tipo 2 y las enfermedades cardiovasculares.

Sin embargo, investigaciones recientes están mostrando que la enfermedad de Alzheimer y la demencia son igualmente causa de preocupación en términos de la DAM. Considerando que más de un tercio de los estadounidenses hoy día están clasificados como obesos, hay una fuerte posibilidad de que estas personas sufran deterioro cognitivo. Cada vez más estudios están destacando la aterradora asociación entre el consumo de alimentos de la DAM, el aumento de peso y la demencia. Estas investigaciones subrayan el hecho de que la DAM tiene efectos muy perjudiciales en los procesos de aprendizaje y memoria (que, como recordarás, dependen del hipocampo).

Cantidades excesivas de alimentos procesados y refinados afectan realmente al intestino delgado, que en respuesta tiende a secretar niveles elevados de proteína beta-amiloide. Este exceso de proteína beta-amiloide se mueve a través de la sangre, dañando la barrera hematoencefálica. La barrera hematoencefálica es el sistema de seguridad del cerebro; es una red de vasos sanguíneos revestidos con células endoteliales apretadamente unidas, creando una barrera casi impermeable entre el cerebro y el torrente sanguíneo. Cada pensamiento que tenemos y cada acción que realizamos implica tipos precisos de comunicación dentro y entre las células nerviosas en nuestro cerebro. La barrera hematoencefálica es el modo en que el cerebro se separa de las fluctuaciones químicas naturales que ocurren en los entornos alrededor de las células, las cuales afectarán esta comunicación y, por lo tanto, influirán en nuestro pensamiento. Las únicas cosas que pueden atravesar la barrera hematoencefálica son compuestos muy pequeños y moléculas solubles en grasa. Estos, desgraciadamente, incluyen antidepresivos, medicamentos contra la ansiedad, alcohol, cocaína y muchas hormonas. Las moléculas más grandes, como la glucosa o la insulina, deben ser transportadas a través de proteínas.

Una barrera hematoencefálica sana permite que los nutrientes esenciales entren y bloquea sustancias dañinas. Entonces, ¿qué ocurre si se daña? Algunas moléculas, como la beta-amiloide, pueden romper la barrera hematoencefálica. La beta-amiloide en la sangre, resultado de una alimentación incorrecta, descompone las proteínas de unión de la barrera hematoencefálica (hace esto reduciendo la expresión de los genes de estas uniones proteicas), entra en el cerebro y daña el hipocampo. Debido a que la barrera hematoencefálica se ha roto, hay un aumento en la acumulación de beta-amiloide en el hipocampo, lo que contribuye al desarrollo de demencia y enfermedad de Alzheimer (caracterizadas por placas de beta-amiloide que causan problemas de memoria y procesamiento).

Desgraciadamente, la historia no termina ahí. La barrera hematoencefálica dañada deja ahora al hipocampo y a otras estructuras del cerebro vulnerables a toxinas circulantes, como metales pesados y marcadores inflamatorios, con niveles en aumento resultantes de daño cognitivo. El ambiente que rodea al cerebro ya no es estable, y esto puede ocurrir por una vida de pensamientos poco saludables y por una dieta poco saludable: ¡pensamientos DAM y alimentación DAM! Si seguir la DAM se convierte en un estilo de vida, el daño continuará; si la falta de perdón, la amargura, el pensamiento tóxico, el estrés y las emociones negativas se convierten en un estilo de vida, el daño continuará. Dios quiere que estemos completos y sanos en espíritu, alma y cuerpo.

Por supuesto, leer todos estos estudios puede ser aterrador y desalentador, ¡por eso me alegra poder acudir a Dios! Él nos ha dado una mente increíble, que puede cambiar nuestro cerebro; ¡podemos revertir este daño cognitivo! No somos víctimas de nuestra biología, de las corporaciones alimentarias, del gobierno, de los hábitos de alimentación y pensamiento de nuestros abuelos. Somos más que vencedores en Cristo. Podemos renovar nuestra mente. Podemos cambiar nuestra biología.

RECETAR PRODUCTOS, NO PROZAC

Aunque el antiguo médico griego Hipócrates dijo la frase célebre: "La comida debería ser nuestra medicina, y la medicina debería ser nuestra comida", la idea de la comida como medicina ha comenzado a resurgir recientemente como un campo de investigación. Los campos de la medicina y la psiquiatría están comenzando a redescubrir las múltiples conexiones existentes entre la comida y las enfermedades mentales, después de más de medio siglo dependiendo principalmente de medicamentos recetados para recibir alivio.

Steve Holt, al resumir el trabajo de la Dra. Bonnie Kaplan en esta área, dio en el clavo cuando dijo que "puede que pronto veamos a los psiquiatras recetando productos en lugar de Prozac". La investigación de Kaplan, particularmente en el campo de las discapacidades de aprendizaje, muestra que comer correctamente está "consistente y confiablemente" relacionado con mejores estados de ánimo y salud mental. Estos hallazgos son emocionantes, ya que establecen la base para el efecto positivo de un enfoque de micronutrientes de amplio espectro de las discapacidades de aprendizaje, en contraposición a los medicamentos tradicionales que tienen una serie de efectos secundarios no deseados y peligrosos, incluyendo cambios estructurales y químicos en el cerebro. De modo similar, otros investigadores han encontrado tasas más bajas de depresión, ansiedad y trastorno bipolar entre aquellos que seguían una dieta tradicional de alimentos reales rica en proteínas y verduras, en comparación con personas que seguían una dieta moderna cargada de alimentos procesados y comida rápida, ¡o incluso comparado con una dieta de alimentos saludables que solo incluía tofu y ensaladas!

Necesitamos cambiar nuestro modo de ver la ciencia de la nutrición. La metodología de "la panacea", donde elogiamos ciertos alimentos y demonizamos otros, encaja cómodamente dentro del paradigma farmacéutico reduccionista y la metodología científica tradicional, donde los medicamentos son normalmente de un solo ingrediente y las variables independientes se pueden manipular potencialmente una cada vez. Lo que se necesita son estudios sobre alimentos *reales* con múltiples nutrientes que muestren el impacto de los alimentos integrales *reales*, en contexto, sobre la salud mental y física, si es que esto es posible dentro de nuestro marco científico actual. La ciencia nutricional, por otra parte, es casi imposible de hacer, y estamos mucho mejor comiendo alimentos de la manera en que históricamente se han cultivado, del modo en que Dios lo diseñó (con mejoras inspiradas en la biomimética), en lugar de comer los alimentos manipulados en laboratorio que tenemos en la actualidad.

Ahora que hemos hablado sobre cómo las proteínas, las grasas y los azúcares afectan epigenéticamente nuestros cuerpos y cerebros, pasamos a un tema que ha recibido mucha atención recientemente: ¿deberíamos o no comer gluten? Veremos que la preocupación por la sensibilidad al gluten es válida, pero su solución no es lo que comúnmente se recomienda.

18

COMER GLUTEN O NO COMER GLUTEN: ESA ES LA CUESTIÓN

El actual debate sobre el gluten y la epidemia de intolerancia al gluten tiende a reflejar más nuestra psicología moderna de "dieta de moda" que lo que realmente está ocurriendo en nuestros ambientes, suministros de alimentos, fisiología y biología. Al convertir al gluten en la raíz de todos los males dietéticos, caemos nuevamente en un pensamiento reduccionista, donde se culpa a un ingrediente o químico de la mayoría de los problemas de la humanidad, y donde un pequeño subconjunto de quienes están realmente afectados se presenta para representar a la población en general.

La investigación muestra que una de cada cinco personas se autodiagnostica de intolerancia al gluten, y aproximadamente un tercio de la población estadounidense afirma tener intolerancia al gluten. Sin embargo, no hay investigaciones científicas sólidas que respalden esta tendencia. Las estadísticas indican que un puñado de personas son verdaderamente intolerantes al gluten, como los individuos que son alérgicos al trigo o al gluten, o personas que padecen una enfermedad autoinmune llamada enfermedad celíaca. Y, aunque la enfermedad celíaca es una entidad bien establecida, la base de evidencia sobre el gluten como desencadenante de síntomas en pacientes sin enfermedad celíaca (lo que se llama sensibilidad al gluten no celíaca o NCGS, por sus siglas en inglés) es limitada. De hecho, los mecanismos exactos por los cuales el gluten desencadena síntomas gastrointestinales todavía no se han identificado. Los científicos no han "demostrado" ni tampoco entienden realmente lo que hay detrás de la "intolerancia" al gluten, y mucho menos que sea una realidad para la mayoría de las personas que afirman tenerla.

Los testimonios sobre que eliminar el gluten "cambió mi vida", especialmente de médicos célebres, actores y deportistas, no escasean, popularizando todavía más la moda de los alimentos sin gluten. No es raro hoy en día culpar al gluten de cada trastorno neuropsicológico, neurológico y de aprendizaje, aunque la evidencia real para esto es escasa. Ciertamente, puedes beneficiarte al reducir tu ingesta de trigo y gluten, especialmente si consumes la variedad de la DAM (¡elimina por completo la DAM!), pero no necesariamente porque tengas una alergia al gluten. Nadie puede tolerar la DAM, ya sea compuesta por carnes, panes o verduras altamente procesadas, refinadas y fabricadas en forma industrial. Comer alimentos *reales* y completos, no productos similares a alimentos, traerá beneficios.

Nuestro sistema alimentario DAM ha cambiado drásticamente los granos que consumimos y la forma en que los consumimos. Como vimos en la parte 1, el trigo y otros granos han sido adulterados a través de métodos industriales que han dañado su capacidad para nutrirnos. Igualmente, las personas no pueden tolerar la DAM en general, de la cual el gluten altamente procesado y refinado es parte. Sin embargo, la alimentación sin gluten está impulsada financieramente por la industria: si más personas pueden ser etiquetadas como intolerantes al gluten, las corporaciones alimentarias pueden ganar más dinero fabricando este tipo de productos.

CIENCIA DAM

En 2011 el Dr. Peter Gibson, profesor de gastroenterología de la Universidad de Monash, lideró un estudio que sigue siendo una de las piezas de evidencia más citadas sobre la sensibilidad al gluten no celíaca (NCGS). Su investigación dio impulso a la dieta sin gluten, cuya venta de productos se estima que alcanzó los 15 mil millones de dólares para 2016. Sin embargo, Gibson ha reevaluado sus resultados y se ha mostrado insatisfecho con ellos, en particular debido a las otras variables que no se controlaron en el estudio.

Cuestionando los vínculos causales entre el consumo de gluten y las reacciones de sus sujetos, repitió el ensayo. Gibson intentó eliminar todos los posibles desencadenantes dietéticos, incluyendo la lactosa (de los productos lácteos), ciertos conservantes como benzoato, propionato, sulfitos y nitritos, y carbohidratos de cadena corta fermentables y mal absorbidos (también conocidos como FODMAP, por sus siglas en inglés), excepto el gluten. Según sus hallazgos, Gibson llegó a la conclusión *opuesta* a su investigación original: "En contraste con nuestro primer estudio... no pudimos encontrar absolutamente *ninguna respuesta específica* al gluten". El gluten en sí no era necesariamente la causa de los síntomas gastrointestinales bajo investigación. Lo que se conoce como el *efecto nocebo* estaba ocurriendo entre los participantes: las personas sufrían problemas digestivos al consumir alimentos que contenían gluten porque *esperaban* sufrir al comer gluten. La intolerancia al gluten entre los participantes era predominantemente *psicológica*.

El trabajo de Gibson y sus colegas ha destacado otro problema dietético del que deberíamos preocuparnos más, en lugar de aislar el gluten y colocarlo en el rincón de los castigados. Según Biesiekierski, quien trabajó con Gibson en la investigación, "algunas de las fuentes dietéticas más grandes de FODMAP (carbohidratos de cadena corta como oligosacáridos y alcoholes de azúcar), específicamente los productos de panificación, se eliminan al adoptar una dieta sin gluten, lo que podría explicar por qué los millones de personas en todo el mundo que defienden las dietas sin gluten se sienten mejor después de dejar el gluten". En varias personas, estos FODMAP son mal absorbidos en el intestino delgado y podrían ser responsables del impulso que hay detrás del movimiento sin gluten.

Sin embargo, en última instancia, no deberíamos convertir a los FODMAP en el nuevo villano tan pronto. La ciencia nutricional, como hemos visto a lo largo de este libro, es un asunto complicado y desordenado. De hecho, tanto Biesiekierski como Gibson concluyen que se necesita mucha más investigación sobre la NCGS, una investigación que sea lo más controlada y reproducible posible. Este rigor científico es especialmente necesario a la luz de que la sensibilidad al gluten no celíaca parece estar "impulsada predominantemente por los consumidores y los intereses comerciales, no por la investigación científica de calidad". Cuando hay dinero de por medio, la investigación, que ya es complicada, se vuelve todavía más complicada por intereses que están en competencia.

Sin embargo, he observado una tendencia positiva en el área de la ciencia nutricional. Muchos investigadores, como los mencionados Gibson y Biesiekierski, citan la necesidad de más investigación, especialmente aquella que vaya más allá del ámbito de los estudios en animales. Además, la comida debe ser considerada en el contexto de alimentos completos y *reales*, y en el contexto del ser humano en su totalidad. No podemos abordar la nutrición desde un punto de vista reduccionista, donde señalamos "alimentos malos" individuales basándonos en correlaciones complicadas con una fuerte sensación de causalidad. Por último, los científicos y otras fuentes de información científica debieran pensar cuidadosamente antes de hacer declaraciones generales que afirmen que comer sin gluten es algo que *todos* deberían hacer porque el gluten es la causa de la mayoría de las enfermedades neurológicas en el cerebro.

Estas cuestiones no tienen respuestas fáciles. No puedo escribir un libro diciéndote qué tipos de alimentos *reales* deberías o no deberías comer como ser humano único, aunque puedo decirte (como lo he hecho a lo largo de este libro) que consumir productos parecidos a alimentos de la DAM en lugar de alimentos *reales* es siempre una mala idea. A lo largo de este libro he intentado encontrar a tantos científicos como pudiera que cuestionen las prácticas nutricionales actuales. Puedes leer su investigación, libros, blogs y otros materiales, y luego reflexionar sobre esto por ti mismo. Al final, debes tomar tus propias decisiones dietéticas, incluyendo si deberías o no eliminar el gluten. Recuerda que el Espíritu Santo "te guiará a toda la verdad" (Juan 16:13).

TRIGO DAM

El gluten ha desempeñado un papel increíblemente importante en la historia humana. En la Biblia los granos que contienen gluten, como el trigo, se mencionan a menudo tanto en el Antiguo como en el Nuevo Testamento. El trigo, que es tal vez la fuente de gluten más conocida en la actualidad, es un grano antiguo e increíblemente nutritivo cuando se cultiva y se prepara del modo en que Dios diseñó que debía ser cultivado y preparado, de acuerdo con la manera cómo funciona su creación (biomimética). Es una buena fuente de vitaminas del grupo B, potasio, vitamina E, calcio, magnesio, hierro y zinc, por nombrar solo algunos de los beneficios para la salud. ¡Y ciertamente también es delicioso!

Los granos de trigo, o *bayas de trigo*, tienen tres capas. La capa de salvado es la capa dura exterior donde se encuentra la fibra. El endospermo es la parte más grande del grano y está compuesto principalmente de almidón. El germen es el embrión del grano, cargado de nutrientes y ácidos grasos, y capaz de germinar una nueva planta de trigo. El término *grano entero* se refiere al trigo que tiene intactas estas tres capas; el alto valor nutricional del trigo solo está presente cuando las tres capas están intactas. Al moler los granos entre grandes piedras (una forma tradicional de moler el trigo), la harina que se produce contiene todo lo que hay en el grano, incluido el germen, la fibra, el almidón y una amplia variedad de vitaminas y minerales. Sin refrigeración ni conservantes artificiales, la harina fresca molida en piedra se echa a perder rápidamente, ya que el aceite natural del germen de trigo se vuelve rancio aproximadamente al mismo ritmo que la leche se agria; la refrigeración de panes y harinas de grano entero es necesaria.

En la actualidad, sin embargo, el trigo está muy alejado de sus ancestros. Los métodos modernos de agricultura industrial han reducido el número de variedades de trigo de treinta mil a solo unas pocas. En particular, la mayoría de nosotros hoy consumimos una variedad de trigo enano híbrido de alto rendimiento que se originó en la década de 1960 (mediante los esfuerzos de investigación de Norman Borlaug, de quien hablé en la parte 1). Este tipo de trigo tiene menos nutrientes y es menos digerible que sus predecesores, como la espelta y el einkorn. Sin embargo, como es una variedad de alto rendimiento, los productores de alimentos la han adoptado en gran medida.

Todavía peor, el modo en que se procesa este trigo enano destruye aún más su capacidad para nutrirnos. La alta tasa de descomposición del trigo preparado tradicionalmente hace que sea difícil obtener grandes ganancias del transporte y distribución a gran escala de miles de panes. La respuesta de la industria alimentaria moderna a estos "problemas" ha sido aplicar técnicas de procesamiento más rápidas, calientes y refinadas.

¿El resultado? Harinas finamente molidas que no se estropean en productos de panificación y que pueden durar meses en los estantes de los supermercados, servidas con una serie de problemas de salud *reales*. La harina de trigo refinada tiene una mayor superficie que los granos de trigo molidos gruesos porque se ha eliminado la capa exterior protectora, difícil de digerir y fibrosa, que impide temporalmente que las enzimas digieran el almidón interno demasiado rápido. Dios diseñó nuestros cuerpos para usar fibra no digerible para llevar alimentos parcialmente digeridos, protegiéndolos de una digestión inmediata, lo que puede causar malestar gastrointestinal y otros problemas de salud como niveles altos de azúcar en sangre y una mayor cantidad de toxinas en nuestro cuerpo. De hecho, según Walter Willett, jefe del Departamento de Nutrición de Harvard, "el estreñimiento es la queja gastrointestinal número uno en Estados Unidos, costando más de dos millones de visitas al médico al año, y más de mil millones de dólares al año en laxantes de venta sin receta. Al mantener las heces blandas y voluminosas, *la fibra en los granos enteros intactos* ayuda a prevenir este problema tan molesto". La fibra en el trigo integral puede ahorrarte mucho dolor de estómago y molestias sociales, por decir lo mínimo.

De modo similar, el proceso de refinado que se utiliza para preparar el trigo moderno aumenta el contenido en gluten de la harina al eliminar el germen y conservar el endospermo. En la actualidad, muchos de nosotros consumimos gluten fuera del contexto del trigo entero y real, lo que, como he discutido en varias partes de este libro, es un accidente de salud a la espera de suceder. ¿Es extraño que muchos de nosotros sintamos que no podemos tolerar el gluten?

A medida que los granos de trigo se exponen primero a altas temperaturas, las proteínas se desnaturalizan y, bajo los rodillos de alta velocidad, los nutrientes importantes se eliminan casi por completo. Los granos de trigo pierden hasta un 77 por ciento de su tiamina (B1), el 80 por ciento de su riboflavina (B2), el 81 por ciento de su niacina, el 72 por ciento de su piridoxina (B6), el 50 por ciento de su ácido pantoténico, el 86 por ciento de su vitamina E, el 60 por ciento de su calcio, el 71 por ciento de su fósforo, el 84 por ciento de su magnesio, el 77 por ciento de su potasio, el 78 por ciento de su sodio, el 40 por ciento de su cromo, el 86 por ciento de su manganeso, el 76 por ciento de su hierro, el 89 por ciento de su cobalto, el 78 por ciento de su zinc, el 68 por ciento de su cobre y el 16 por ciento de su selenio. Los granos de trigo pasan posteriormente por varias etapas de molido cuando son refinados todavía más. El trigo que la mayoría de nosotros consumimos hoy está tan alejado del trigo que comían nuestros ancestros, que es sorprendente que lo sigamos llamando trigo.

Y, por supuesto, ¡no puedo olvidar mencionar todos los químicos añadidos! Las semillas de trigo convencionales se tratan con un fungicida antes incluso de ser plantadas en la tierra; los cultivos se rocían con pesticidas y hormonas en el campo; después de la cosecha, el trigo se almacena en silos que han sido rociados con varios químicos para matar insectos; y, finalmente, el trigo recibe un último espray de pesticida para eliminar cualquier "superbicho" (o bichos que han desarrollado resistencia a los químicos anteriores) que haya sobrevivido a los tratamientos previos.

Desgraciadamente, ese no es el final del procesamiento químico del trigo. Como señala el Dr. Chirag R. Patel en *Brain Foods: Eat Your Way to a Better Brain and Live the Life You and Your Brain Deserve* [Alimentos para el cerebro: Come para mejorar tu cerebro y vivir la vida que tú y tu cerebro merecen]: "El óxido de cloro se utiliza para envejecer, blanquear y oxidar la harina". Este compuesto puede reaccionar con las proteínas naturales de la harina de trigo, produciendo así aloxano, un compuesto que a su vez puede contribuir al desarrollo de la diabetes. De manera similar, los químicos potencialmente peligrosos como el óxido de nitrógeno, el peróxido de benzoilo y el nitrosilo pueden contaminar la harina de trigo mientras se muele. Y como si todas estas sustancias artificiales no fueran lo suficientemente alarmantes, se añaden hormonas para influir en las características del trigo. ¿Qué efectos pueden tener todas estas sustancias en nuestro cuerpo? El trigo DAM es una MALA idea, especialmente porque el consumo de granos procesados puede ser adictivo en un sentido negativo y se ha demostrado que eleva los niveles de colesterol malo, puede interferir con el uso que hace el cuerpo de los ácidos grasos esenciales, y puede alterar los niveles de insulina, por nombrar solamente algunos de los problemas de salud potenciales.

CELÍACOS: ¿UN PROBLEMA DE LA DAM?

La enfermedad celíaca es un trastorno autoinmune desencadenado por el gluten que afecta a una parte significativa de la población mundial: se estima que 1 de cada 100 personas la padece. La enfermedad celíaca parece tener sus raíces en una infección preexistente o en disbiosis (desequilibrio microbiano en o dentro del cuerpo). El sistema inmunológico tiene que reconocer que el fragmento de proteína del gluten es problemático, por lo que debe existir una "memoria" de esta proteína problemática antes de que sea reconocida. Para que una célula T del sistema inmunológico reconozca correctamente la proteína del gluten, este pequeño fragmento de proteína primero debe ser desamidado. La desamidación implica la eliminación de nitrógeno de ciertos aminoácidos para producir sus contrapartes ácidas mediante una enzima llamada *transglutaminasa tisular*. Por ejemplo, el nitrógeno se elimina de la glutamina por la transglutaminasa para producir glutamato, un compuesto necesario para el metabolismo celular. Nuestras células solo liberan transglutaminasa cuando intentan recuperarse de un daño tisular. Por lo tanto, primero se produjo un daño tisular de alguna manera, tal vez debido a una mala dieta compuesta por alimentos DAM, luego se liberó la transglutaminasa tisular en respuesta a este daño para eliminar nitrógeno de los aminoácidos relevantes (se produjo la desamidación) y se formó una "memoria" de esto en el sistema inmunológico, por si ocurriera un daño similar en el futuro.

¿Qué tiene que ver toda esta compleja información científica con el precio del pan, de modo literal y figurado? Como observa el bioquímico nutricional Chris Masterjohn: "¿Qué ha decidido hacer la industria alimentaria con el gluten de trigo que añade a la comida chatarra procesada en las últimas décadas? ¡Desamidarlo! A veces mediante tratamiento químico y a veces tratándolo con... [*redoble de tambor, por favor*] ¡transglutaminasa tisular!". La dieta DAM añade la misma enzima que se activa cuando hay daño tisular en el cuerpo a alimentos procesados y refinados, como una típica barra de pan blanco. En esencia, las sustancias que se añaden al pan son las mismas que tu cuerpo produce en respuesta al daño tisular. Los desencadenantes epigenéticos que señalan el daño pueden activarse con cada bocado de este pan, posiblemente conduciendo a un aumento en la incidencia de la enfermedad celíaca.

Desgraciadamente, se está realizando poca investigación en esta área de la intolerancia al gluten, lo cual debería preocuparnos profundamente. ¿Qué otras preguntas no se están haciendo mientras las personas compran estos tipos de alimentos DAM a diario? ¿Cómo pueden organismos del gobierno como la FDA considerar un alimento seguro, cuando sabemos tan poco sobre el proceso en términos del cuerpo humano *en su totalidad*?

Deberíamos temer el modo en que nuestro actual sistema alimentario industrial ha transformado nuestros alimentos *reales* en productos parecidos a alimentos. En respuesta a la pregunta planteada en el encabezado de este capítulo, "Comer gluten o no comer gluten: esa es la cuestión", aquí está mi respuesta propuesta: ¡tu dieta debería estar libre de la DAM, no libre de gluten!

19

DUERME, Y DESPUÉS MUÉVETE

Concluimos la parte 2 con dos prácticas que van de la mano a la hora de comer sano. Dios nos manda enfocarnos en la salud de nuestro ser trino, como vimos al inicio de la parte 2, y esto incluye patrones de sueño saludables y actividad física regular. El sueño es necesario para regenerar y proteger la función biológica adecuada de nuestro cuerpo y nuestra mente, y para consolidar la memoria. No podemos pensar buenos pensamientos sin dormir, y no podemos digerir bien la comida que comemos sin dormir. De modo similar, el ejercicio es igualmente importante. No solo hace que nuestra sangre circule de manera más eficiente por nuestro cuerpo, llevando los químicos de vida a las células y limpiando los desechos del metabolismo, sino que el ejercicio regular también es beneficioso para la mente.

DORMIR MENOS, COMER MÁS

La falta de sueño se ha relacionado con deseos de comer comida chatarra, deseos alimentarios confusos, y subida de peso. En un estudio, las personas que fueron privadas solamente de una noche de sueño gastaron más dinero en productos parecidos a alimentos de la DAM cargados de calorías vacías y compraron más gramos de alimentos en un supermercado simulado al día siguiente. Los investigadores encontraron también mayores niveles de una hormona que aumenta el hambre, la grelina, en la sangre de los participantes que perdieron una noche de sueño. Por lo tanto, la falta de sueño puede hacer potencialmente que tengas más hambre, aumentando así el riesgo de una subida de peso poco saludable. Otros estudios han respaldado este descubrimiento, con una correlación significativa entre privación de sueño y obesidad.

De hecho, los científicos reconocen ampliamente que la privación de sueño altera el autocontrol e influye en mayores niveles de autorreflexión, autocontrol, y toma de decisiones. Por ejemplo, la evidencia en los escaneos fMRI muestra que la falta de sueño influye en el pensamiento de orden más elevado reduciendo concretamente la actividad en la región del lóbulo frontal del cerebro, una zona que es importante para controlar el pensamiento y tomar decisiones complejas. De hecho, cuando adoras, oras y meditas, esta zona se enciende. Y tal como la adoración alimenta nuestro espíritu, así también la comida alimenta nuestro cerebro y cuerpo. Cuanto más nos enfoquemos en Dios y más durmamos, más inclinados estaremos a seguir una dieta sana, a pensar pensamientos saludables, y a tener un cuerpo y un cerebro que funcionan como deberían hacerlo.

Necesitamos estar quietos y saber que Dios es Dios (Salmos 46:10). Sin duda, el desfase social (un síndrome relacionado con la descoordinación entre el reloj interno del cuerpo y las duras realidades de nuestros horarios diarios) también se cree que es un factor que contribuye a la actual epidemia de obesidad al alterar nuestros patrones de sueño. Aunque a nuestro cerebro le gusta el ajetreo veloz de la vida moderna, como vimos anteriormente, necesitamos aprender a manejar bien esa ocupación, lo cual significa dormir bien, no solo por nuestra digestión sino también por nuestra salud mental y física en general.

Además, hay cada vez más evidencia de que los problemas de sueño alteran el control neuroendocrino del apetito, conduciendo a comer en exceso, lo cual puede disminuir la insulina o aumentar la resistencia a la insulina: caminos hacia la diabetes tipo 2. Nuestro cerebro cambia después de una privación de sueño crónica, lo cual a su vez influye en cuánto comemos y qué tan bien funciona nuestro metabolismo para digerir y utilizar la comida que comemos; afecta a todo el cuerpo.

En última instancia, la combinación de hambre y una mala toma de decisiones puede crear la "tormenta perfecta" por lo que respecta a nuestras decisiones alimenticias diarias. Mantener un patrón de sueño regular es, por lo tanto, realmente importante para buenos hábitos de pensamiento y buenos hábitos alimenticios.

LEVÁNTATE DE TU ASIENTO

Todos sabemos que necesitamos movernos. Estamos diseñados para movernos, por causa del cerebro y del cuerpo. El ejercicio tiene el potencial de mejorar todas las áreas de la función cognitiva, incluyendo el pensamiento, el aprendizaje y la memoria, especialmente con la edad. En los niños, el ejercicio es increíblemente importante para el desarrollo de la memoria; sin embargo, cuantos más años cumplimos, más necesitamos movernos diariamente, incluso si es en breves ejercicios dinámicos o subir las escaleras en lugar de ir en el elevador. Añadamos adoración, oración y un diálogo constante con el Espíritu Santo, y tenemos la fórmula ganadora: ¡mejoramos y somos más sabios con la edad!

Nuestra capacidad general para pensar y entender por medio de intelectualizar y escoger nuestros pensamientos mejora con el ejercicio, sea cual sea nuestra edad. La actividad física aumenta el flujo sanguíneo a la corteza cingulada anterior (en lo profundo de la mitad del cerebro), que es activada cuando cambiamos entre pensamientos de manera flexible. No solo somos más capaces de formar recuerdos cuando nos movemos, sino que también mejoramos la comunicación entre esos recuerdos, facilitando la comprensión profunda. Añadido a esos beneficios, ciertas hormonas que aumentan durante el ejercicio ayudan a mejorar la memoria y el pensamiento. Estas hormonas son factores de crecimiento llamados factor neurotrófico derivado del cerebro (BDNF, por sus siglas en inglés), factor de crecimiento endotelial vascular (VEGF, por sus siglas en inglés) y factor de crecimiento similar a la insulina 1 (IGF-1, por sus siglas en inglés). De hecho, las personas que hacían ejercicio a menudo mejoraban el desempeño de la memoria y mostraban un mayor aumento del flujo sanguíneo del cerebro hacia el hipocampo, la región cerebral clave que se ocupa de convertir memoria en el corto plazo al largo plazo, y se ve particularmente afectada por la enfermedad de Alzheimer. En resumen, ¡a tu cerebro le encanta el ejercicio!

Cada vez hay más investigaciones que indican que el ejercicio aeróbico, como andar rápidamente y hacer cardio, no solo la actividad física en general, es el que conduce específicamente a una cognición mejorada y flexible. Los hábitos de estilo de vida poco sanos, como la DAM con poco o nada de ejercicio, en realidad acelerarán el proceso de senescencia (muerte celular) y, a su vez, la secreción de sustancias dañinas de células muertas. Estas sustancias, desgraciadamente, aumentan la carga tóxica en el cuerpo y el cerebro, y son responsables del envejecimiento prematuro. El ejercicio, por otro lado, puede ayudar a prevenir o demorar la muerte celular.

La actividad física esencialmente cambia nuestro ADN para mejor. El patrón epigenético de genes que afectan el almacenamiento de grasa en el cuerpo realmente cambia con el ejercicio: mientras más nos movemos, más mejora nuestro cuerpo al utilizar y almacenar grasa. Recuerda, como dijimos en el capítulo 15, que los grupos metilo en los genes pueden ser influenciados de diversas maneras, mediante el ejercicio, la dieta y el estilo de vida, en un proceso conocido como metilación del ADN. Los investigadores han descubierto que, cuando hacemos ejercicio, se producen cambios epigenéticos en 7000 de los 20 000 a 25 000 genes, ¡con cambios positivos en los genes vinculados a la diabetes tipo 2 y la obesidad! Otros estudios han mostrado que cuando hacemos ejercicio, nuestro cuerpo experimenta casi de inmediato activación genética que aumenta la producción de proteínas que queman grasa. Por lo tanto, pensar bien, comer bien y ejercicio físico son necesarios para mantener un peso corporal y un estilo de vida sanos.

Aunque las modas en el ejercicio vienen y van, ¡lo principal a recordar es levantarte de tu asiento todo lo posible! Encuentra lo que funcione bien para tu tipo de cuerpo, y mantén un calendario de ejercicio disciplinado. La mente domina sobre todo, como he mencionado a lo largo de este libro; por lo tanto, cuando haces ejercicio, *enfoca tu mente en ello.*

ENTONCES, ¿CÓMO CAMBIO EXACTAMENTE?

Tú eres más que tu biología. Tienes la mente de Cristo y eres un vencedor en Él. Puedes renovar tu mente. Puedes cambiar tu vida, incluyendo tus patrones alimenticios, para así ser un buen administrador no solo de tu propio cuerpo sino también del resto de la creación.

Sin embargo, con toda la información presentada en las dos secciones anteriores, ¿cómo es este cambio en la vida real y diaria? ¿Dónde puedes comenzar? La parte 3 está llena de consejos prácticos, tanto físicos como mentales, para ayudarte a comenzar tu viaje a la salud: espíritu, alma y cuerpo. He incluido también veintiuna de las recetas favoritas de mi familia para hacerte regresar a la cocina y reavivar tu romance con los alimentos reales y completos. *¡Bon appétit!*

Parte 3

¡DESÉCHALO!

20

DOCE CONSEJOS PARA DESECHARLO

¿Qué es lo que como? ¿Dónde compro mi comida? ¿Alguna vez "hago trampa"? ¿Cuáles son los alimentos que evito? ¿Qué alimentos consumo en gran cantidad? ¿Cómo cocino mi comida? Parece que no pasa un día sin que alguien me pregunte sobre la comida.

Mi respuesta es sencilla. No se trata tanto de comer o evitar alimentos específicos para tu salud mental y física; se trata de *pensar* correctamente y consumir alimentos *reales*. Es un estilo de vida completamente "renovado" que comienza en tu mente (Romanos 12:2).

Como vimos en la parte 2, el cerebro controla el cuerpo, pero la mente controla el cerebro. Y para que la mente funcione de modo óptimo, necesita estar controlada por tus elecciones, las cuales deben ser dirigidas por el Espíritu Santo. Comer bien comienza siguiendo la sabiduría de la Palabra de Dios. En este capítulo resumiré los principios fundamentales bosquejados en las partes 1 y 2 en consejos prácticos, impulsados por la *mente*, que te ayudarán a desechar el sistema alimentario DAM con el que todos nos enfrentamos en la actualidad.

Además, he incluido una selección de mis recetas favoritas, veintiuna en total, para ayudarte a comenzar tu viaje. Como se necesitan veintiún días para comenzar a reformar las vías neuronales en el cerebro, estas recetas sirven como un "impulso" para crear hábitos. No es necesario seguirlas al pie de la letra; si deseas modificarlas, buscar alternativas o crear las tuyas propias, ¡adelante! De hecho, el verdadero amor por la comida proviene de experimentar en la cocina, ya sea que el experimento falle o tenga éxito. Si solo puedes hacer una receta al día, está perfectamente bien. La clave es *renovar* la manera en que piensas sobre la comida, y así, *renovar* tus elecciones alimenticias.

No te estoy ofreciendo una solución mágica, rápida o reduccionista. No te diré que será fácil y que todo comenzará a ir bien en tu vida. Aunque la mente puede cambiar (recuerda nuestra neuroplasticidad), el verdadero cambio requiere trabajo duro y perseverancia constante. Sin embargo, puedo garantizarte que si decides hacer este compromiso en el largo plazo para cambiar tu estilo de vida alimenticio, quedarás asombrado por los resultados.

No te voy a dar un pez. Voy a *enseñarte* a pescar para que puedas pensar buenos pensamientos y comer alimentos *reales*, tal como Dios lo quiso, obteniendo así beneficios en el largo plazo para ti, tu familia, las futuras generaciones y nuestro hermoso planeta.

CONSEJO 1: DESARROLLA UNA MENTALIDAD DE COMIDA REAL

Nuestro cerebro y cuerpo funcionan bien cuando comemos alimentos *reales*, ya que están llenos de los nutrientes esenciales necesarios para mantener los procesos biológicos cotidianos. La comida *real* nos ayuda a pensar bien.

Memoriza los criterios para la comida *real*:

1. Es mayormente completa (integral) y no procesada, y todo "procesamiento", como asar, hornear o conservar, debería hacerse en una cocina.

2. Está libre de químicos sintéticos, cuando se cultiva y también cuando se prepara.

3.   Es predominantemente local, fresca, y varía según las estaciones.

4.   Se cultiva en un entorno ecológicamente diverso, lo cual mantiene la salud del ecosistema y, así, también el contenido nutricional de los alimentos.

5.   Es lo más salvaje y sostenible posible, tanto en lo que respecta a los productos como a la carne.

6.   Se procesa de manera que trata a las personas y los animales involucrados de modo humanitario, y respeta la manera en que los animales deben alimentarse (como la carne de res alimentada con pasto, por ejemplo).

7.   Contiene solo uno o unos pocos ingredientes reconocibles.

8.   No necesita una etiqueta complicada ni hacer llamativas afirmaciones sobre sus beneficios para la salud.

9.   Puede pudrirse (con la excepción de la miel y otros alimentos naturales que no caducan en un breve periodo de tiempo).

10. Es de comercio justo. La producción de alimentos requiere mucho trabajo, y deberíamos respetar a las personas que cultivan nuestra comida tanto como nos gustaría que nos respetaran a nosotros como clientes.

Encuentra tantos productos como sea posible en tu despensa que cumplan con estos criterios, y compáralos con los productos que no pueden clasificarse como comida *real*. Evita comprar estos productos en el futuro.

Busca tantos productos como puedas que cumplan con estos criterios cuando vayas a la tienda, al mercado de agricultores o a cualquier otro establecimiento que vende alimentos. Si no cumplen con los criterios, evita comprarlos. Piensa en lo que estás comprando y toma decisiones alimenticias deliberadas basadas en la salud en lugar de seguir tus antojos.

¡Prepara una deliciosa comida usando alimentos *reales*! Antes de dar gracias, piensa en cómo fue cultivada, criada y preparada; cómo llegó a tu plato; y cómo comer ese alimento te permite ser un buen administrador de la creación de Dios. Ora con una mentalidad de comida *real*.

CONSEJO 2: ERES Y TE CONVIERTES EN LO QUE PIENSAS

Tu mente controla tu cerebro y tu cerebro controla tu cuerpo. Si quieres tener un cuerpo sano, necesitas una mente sana. Eres y te conviertes en lo que piensas.

1. REEXAMINA EN LUGAR DE REACCIONAR

La señal/información primera y más fuerte no procesada que llega a través de tus cinco sentidos dominará tu mente si se lo permites, como un letrero de comida rápida parpadeante o el olor a palomitas en el cine. Es la señal que ha tenido la mayor cantidad de información sensorial y las emociones más intensas asociadas. Dominará a otras señales.

Esta señal más fuerte puede ser un recuerdo interno existente o una entrada sensorial externa, o ambas, pero permitirle que domine tu pensamiento consciente y tus decisiones puede ser peligroso para tu salud mental y física. Por ejemplo, si tu primera reacción a un comercial de refrescos es una sensación de satisfacción y deseo de una buena vida, practica reexaminar tu *motivo* para agarrar ese refresco.

A medida que piensas, compras y planificas tus comidas, sé consciente de qué señales e información están llegando a tu mente. Presta atención a qué recuerdos están surgiendo de tu mente no consciente en respuesta a esa información. Por ejemplo, podrías tener un recuerdo existente como: *la comida real cuesta demasiado y toma demasiado tiempo.* Recuérdate a ti mismo el verdadero costo de la comida barata y el verdadero costo de la conveniencia, que discutimos en la parte 1.

2. LLEVA CAUTIVOS ESOS PENSAMIENTOS

Si permites que en tu mente entre cualquier pensamiento al azar, y no llevas cautivos esos pensamientos, puede producirse daño a nivel mental y físico. Si no prestas atención selectiva a lo que estás pensando cuando se trata de alimentos y de la manera de comer, entonces te volverás reactivo e impulsado por cualquier pensamiento (y su energía emocional dinámica) que llegue a tu mente. Por ejemplo, no permitas que el pensamiento en comida chatarra permanezca en tu mente, porque entonces querrás comer comida chatarra.

El apóstol Pablo escribió que debemos llevar cautivo todo pensamiento a Cristo Jesús (2 Corintios 10:5). *Todo significa todo.* Nunca dejes que ningún pensamiento pase por tu mente sin ser examinado. Esto se aplica a todo, incluida *la manera* en que comes y *lo que* comes.

Lleva cautivos esos pensamientos: cuando estés a punto de tomar una decisión relacionada con la comida, pregunta al Espíritu Santo qué necesitas comprar, cultivar o comer. Pregúntate a ti mismo si la decisión alimentaria que estás a punto de tomar cumple con los criterios de comida *real*. Disciplina tu mente.

3. TOMA EL TIEMPO PARA PROCESAR LA INFORMACIÓN SENSORIAL

El pensamiento crítico profundo, que he investigado durante años, implica hacer preguntas, responderlas y discutir la información sensorial que llega y los pensamientos internos existentes a medida que pasan a la mente consciente. Esto significa que consideramos todas las opciones desde una posición lo más objetiva e informada posible. Esto es lo que significa *pensar objetivamente*, o en términos de la física cuántica, entrar en *superposición*. La superposición implica detenerse, tomar distancia, observar nuestros propios pensamientos y la información que llega a través de los cinco sentidos, establecer un diálogo con el Espíritu Santo, considerar todas las opciones, y entonces decidir qué pensamientos queremos implantar en nuestra mente no consciente. Esto se discute en profundidad en el capítulo 10.

Hay varias opciones entre las que podemos elegir, ¡así como hay una variedad de platos que podemos decidir comer! Estas opciones se llaman probabilidades. El amplio grupo de opciones o probabilidades del que podemos elegir se denomina *onda de probabilidad de Schrödinger*. Este es un principio de la física cuántica nombrado así en honor al científico austriaco Erwin Schrödinger. Es una manera de describir matemáticamente todas las elecciones probables que podríamos hacer, cuando estamos en superposición, acerca de toda la información que encontramos y cada problema que enfrentamos, incluyendo lo que ponemos en nuestros platos; incluso la información que se ofrece en este libro. Deberíamos pensar con cuidado y deliberación sobre toda la información que encontramos, ¡y hacer muchas preguntas! Solo porque un dietista profesional o un "experto" diga que algo es un hecho, no significa que *es* un hecho.

Del mismo modo, cuando estés a punto de tomar una decisión relacionada con la comida, pregúntate por qué estás comiendo y por qué deseas comer un alimento en particular. ¿Tienes realmente hambre? ¿Solo anhelas un aperitivo o algo dulce? ¿Estás aburrido? ¿Feliz? ¿Triste? ¿Por qué? ¿Cómo te sentirás después si cedes ahora? No actúes de modo reactivo.

4. ELIGE LA VIDA

La elección es, sin duda, la parte más poderosa y creativa de la mente humana. En cuanto elegimos, convertimos una probabilidad en una realidad. La onda de probabilidad de Schrödinger, por lo tanto, va de la mano con el *efecto del observador*, otra ley de la física cuántica que afirma que es el observador fuera del sistema (tú y yo, por ejemplo) quien convierte las probabilidades en realidades. Eso significa sencillamente que las cosas suceden a través de nuestras elecciones. Nada ocurre hasta que *nosotros elegimos*. Esta es la mente poderosa y juiciosa que Dios nos ha dado (2 Timoteo 1:7). Ponemos en movimiento el efecto del observador cada vez que pensamos y tomamos una decisión sobre la comida.

Debemos entender que *la elección es real* y tendrá *consecuencias reales*, razón por la cual Deuteronomio 30:19 es tan poderoso: *Hoy pongo al cielo y a la tierra por testigos contra ti, de que te he dado a elegir entre la vida y la muerte, entre la bendición y la maldición. Elige, pues, la vida, para que vivan tú y tus descendientes* (énfasis añadido). Es imperativo que nos informemos para no convertirnos en una estadística que dice: *Pues por falta de conocimiento mi pueblo ha sido destruido* (Oseas 4:6).

Pregúntate si tus elecciones alimenticias se basarán en la salud y la vida o en la enfermedad y la muerte. Elige la vida.

CONSEJO 3: MI CEREBRO NO ME HIZO HACERLO

Recuerda que el cerebro y la mente son entidades separadas, y la mente controla el cerebro. Debemos tomar responsabilidad personal por la manera en que pensamos, hablamos y actuamos. Necesitamos dejar de ser víctimas de nuestra biología y de lo que nos sucede, y comenzar a ser vencedores.

Una visión neurocéntrica del pensamiento es: *Mi cerebro tiene el control y me hizo hacerlo*, o *Mi escaneo cerebral muestra que tengo una amígdala hiperactiva, por lo que me resulta difícil controlar mis emociones, y por eso no puedo controlar lo que como*. Cuando comienzas a recorrer este camino, al final tendrás que cuestionar tu creencia en el libre albedrío, ya que un enfoque predominante en el cerebro arrebata el control del individuo y coloca la culpa directamente sobre el cerebro.

No niego que se producirán cambios muy reales en el cerebro cuando llevamos un estilo de vida tóxico en cuanto a alimentación y pensamiento, ni tampoco niego que algunas personas tienen cerebros dañados sin tener culpa. Sin embargo, en su mayor parte nuestra mente (nuestros pensamientos y elecciones) vienen primero y causan problemas en el cerebro y el cuerpo, lo cual a su vez retroalimenta la mente, haciéndonos sentir mal si nuestra mente es tóxica. La única manera de perder peso y mantenerlo es a través de nuestras mentes: cuando plantamos "árboles" de alimentos saludables en nuestra cabeza, comeremos alimentos saludables en la realidad. Para ayudar con esto, recomiendo mi desintoxicación cerebral de veintiún días.

No culpes a tu biología: tu mente controla tu cerebro. Independientemente de cuáles sean tus circunstancias, puedes cambiar la manera en que piensas sobre la comida y lo que comes. Esto no significa que puedas comer todos los tipos de alimentos sin tener una reacción; sin embargo, sí significa que puedes dejar de comer siguiendo la DAM y elegir seguir una manera de comer basada en comida *real*. Asume la responsabilidad de tus elecciones alimenticias: pasadas, presentes y futuras.

La adicción a la comida *no* es una enfermedad. *Nuestro cerebro está diseñado para aferrarse a algo, y ese algo es Dios.* Cualquier adicción tóxica, ya sea comida, drogas o incluso una persona, es el resultado de una elección mal ubicada. Sin embargo, como muestra un creciente número de investigaciones, la mayoría de las personas pueden dejar sus adicciones. Los individuos que siguen siendo adictos generalmente se adhieren al modelo biomédico que dice: "una vez adicto, siempre adicto". Sin embargo, Dios vino a liberarnos, no a encerrarnos (Lucas 4:18). No hagas de la comida tu ídolo, ni tampoco de ninguna otra cosa creada. Siempre te decepcionará, pero Dios nunca lo hará.

Nunca olvides que eres más que una adicción tóxica. Incluso pensar: *No puedo dejar el refresco* es una adicción tóxica que resulta de una elección. Las elecciones tóxicas que pudiste haber hecho en el pasado no te definen. Tu identidad está solamente en Cristo (Génesis 1:27; 1 Corintios 6:17; 12:27; Gálatas. 3:27-28; Colosenses 2:9-10).

Cuanto más alinees tu pensamiento con Dios, más comprobarás que comer correctamente es posible y también sostenible. Experimentamos una verdadera recompensa cuando hacemos las cosas a la manera de Dios y para su gloria, incluyendo comer adecuadamente. La fe es la sustancia (lo que elegimos integrar en nuestro cerebro) y la evidencia (el pensamiento físico que se construye como resultado de nuestro pensamiento y nuestra elección) de todo lo que esperamos, lo cual conduce a cambios físicos en nuestros cerebro y cuerpo (Hebreos 11:1). Ten fe en tu capacidad para cambiar tus hábitos alimenticios.

CONSEJO 4: CAMBIA HÁBITOS EN SESENTA Y TRES DÍAS

Como discutí en el capítulo 10, se necesitan alrededor de veintiún días para reconfigurar las vías neuronales y comenzar a construir una nueva manera de pensar acerca de la comida, y cuarenta y dos días (otros dos grupos de veintiún días, para un total de sesenta y tres días) para establecer un nuevo hábito.

La conversación entre la mente consciente y la no consciente requiere disciplina y práctica, pero si pones en práctica los consejos anteriores durante solo siete minutos al día, en tres semanas habrás eliminado un hábito alimenticio tóxico y habrás construido una nueva manera de pensar y de comer: ¡a través de tus elecciones y tu perseverancia!

Aquí tienes un ejemplo: para la cena de esta noche, prepara un pollo criado en pasto de una granja local, del mercado de agricultores o del supermercado, o tu caja de agricultura apoyada por la comunidad, en lugar de elegir ese conveniente sándwich de pollo para llevar que proviene de la cadena de comida rápida que está cerca de tu casa. (Una de nuestras recetas favoritas de sopa con pollo se puede encontrar en la sección de recetas, si buscas una deliciosa sugerencia). Piensa en por qué estás preparando la cena, el cuidado que se puso en tu comida antes de que llegara a tu plato, el esmero que usaste para prepararla y cuán agradecido estás con Dios por tener ese alimento y la nutrición que te proporcionará. Piensa en por qué estás preparando esa comida y los hábitos alimenticios positivos que estás estableciendo. Considera cómo tu cerebro y tu cuerpo se están beneficiando. ¡Estás cambiando tu epigenética y tu genética con tus elecciones! Piensa en lo maravilloso que es Dios, quien nos ha dado alimentos tan magníficos, y en el placer de comer bien y disfrutar de buena salud. Tal vez puedes dialogar sobre estos pensamientos con tus seres queridos en la mesa y, definitivamente, disfruta de tu comida. ¡Esto es verdadera gracia!

Tendrás que hacer esta reflexión al menos una vez al día durante un mínimo de siete minutos a lo largo de sesenta y tres días, ya sea cuando estés comprando, comiendo o haciendo cualquier cosa relacionada con la comida, para establecer un nuevo hábito. Recuerda: estás reconfigurando comerciales, anuncios, vallas publicitarias, sabores y otra información sensorial que en promedio habrías visto dieciséis veces al día, o 5900 veces al año. Serán necesarios dos ciclos adicionales de veintiún días (cuarenta y dos días más, para un total de sesenta y tres días) para hacer de estas nuevas elecciones alimenticias un hábito de estilo de vida. Practica este tipo de elecciones diariamente durante sesenta y tres días. Literalmente, estás creando un nuevo estilo de vida alimenticio basado en la vida, a través del principio de renovar tu mente (Romanos 12:2).

El verdadero cambio tomará tiempo y compromiso. Tienes que *elegir* cambiar. Pensar constantemente en algo o escuchar algo crea un cambio genético, y así tendrá lugar el aprendizaje. Esto sucede, te guste o no, cuando estamos constantemente expuestos a la comida DAM o a la comida *real*. Nuevos pensamientos se arraigan y se implantan en tu mente no consciente. Debes estar atento a qué pensamientos estás sembrando en tu mente. ¿Conducen a la vida o a la muerte?

CONSEJO 5: EVALÚA TUS EMOCIONES Y ACTITUD

Recuerda que la mente y el intestino están intensamente interconectados. El tracto gastrointestinal es muy sensible a nuestras emociones y trabaja estrechamente con el hipotálamo en el cerebro, que responde a nuestras emociones y a la sensación de saciedad. Sin embargo, la consciencia emocional en términos de tus elecciones alimenticias va más allá de la conexión entre el intestino y el cerebro: una vida emocional saludable es necesaria para tomar cada decisión relacionada con la comida, incluyendo qué comprar. Las emociones, elecciones y acciones no pueden separarse, ya que son parte del círculo perfecto de pensamiento en tu mente, el cual a su vez influye en todo tu cuerpo. Tus pensamientos, junto con sus emociones asociadas, determinan lo que eliges comer: eres lo que comes *y lo que piensas.*

Cuídate de cómo te sientes cuando tomas una decisión alimentaria; conviértete en un observador estricto de tus emociones. No comas cuando estés molesto, celoso, amargado, enojado o experimentando cualquier otra emoción negativa, pues afectará tu digestión. No comas solamente porque estés feliz o emocionado. Esto también es una forma emocional de comer. Asegúrate de que realmente tengas hambre, por ridículo que esto pueda parecer.

Come de manera *deliberativa* e intencional, no *reactiva.* No agarres el helado cuando estés estresado o molesto, por ejemplo (¡incluso si es orgánico, local y la vaca haya sido alimentada con pasto!). Cálmate y quizá disfruta de un tazón más tarde con tus seres queridos.

La alimentación deliberativa e intencional requiere que pienses profundamente sobre tus elecciones alimenticias y las emociones vinculadas al comprar, preparar y comer alimentos. Asegúrate de que estas decisiones estén basadas en emociones positivas: amor, gratitud, esperanza, felicidad, satisfacción, emoción, paz y emociones similares. Esos son los condimentos perfectos para cualquier comida.

Si estás estresado, considera la situación como un desafío a superar, no como una amenaza abrumadora. El estrés está diseñado para trabajar a tu favor y no en tu contra, incluso en tu digestión. Cómo veas una situación determinará eso. No dejes que el estrés tóxico te supere: puedes controlar cómo reaccionas a través de tus elecciones.

El miedo a la comida también es una emoción negativa. Temer a las grasas, al igual que temer a los carbohidratos, al gluten, a la sal o al azúcar, no es la manera correcta de enfocar una dieta saludable.

En cambio, deberíamos temer la manera en que nuestro actual sistema alimentario industrial ha transformado nuestros alimentos en productos parecidos a comida. Es bueno recordar que las recomendaciones dietéticas oficiales no siempre son fiables, no se basan en la investigación científica más reciente o están libres de sesgos, y nunca deberían tomarse al pie de la letra.

Estar obsesionado con comer sano y entrar en pánico por lo que comes también afectará tu capacidad para digerir los alimentos, ¡sin importar cuán saludables sean! Si horneas un pastel de chocolate (con alimentos integrales y *reales*, por supuesto), ¡disfrútalo! Como dijo Oscar Wilde: "Todo con moderación, incluida la moderación". Fuimos creados para disfrutar de nuestra comida, que es un regalo de Dios.

"Vístete" mentalmente para la cena. Antes de comer escucha tu canción favorita, mira tu película favorita o lee tu libro favorito. Conversa con un ser querido. Haz un acto de bondad al azar. Pon tu canción favorita y baila como si nadie estuviera mirando. Lee la Biblia y piensa en cuánto tienes para agradecer. Haz lo que amas, lo que te hace feliz; esto activará un montón de químicos positivos en tu cuerpo y te preparará para una comida estupenda.

CONSEJO 6: NO HAY UNA ÚNICA DIETA

Como vimos en la parte 1, no hay una forma particular de comer que funcione para todos. Dios creó las grasas, los carbohidratos y las proteínas, así como todos los demás bloques nutricionales importantes que componen los alimentos que consumimos, todos perfectamente equilibrados en los alimentos *reales* que comemos. Limítate a los alimentos *reales* y evita la DAM y las modas dietéticas. Aprende a escuchar lo que tu cuerpo necesita.

Para ayudar a identificar lo que tu cuerpo necesita de manera única, planea hacer un ayuno. (Consulta el capítulo 12 para más información sobre el ayuno). Comienza con el ayuno intermitente (saltarte una comida), renuncia a un tipo de alimento o bebida concretos durante diez días o más, o haz algo como el ayuno de Daniel. Si has estado siguiendo la DAM, tu cerebro y tu cuerpo estarán confundidos por todos los productos parecidos a alimentos que has estado consumiendo. El ayuno ayuda a aclarar la confusión en tu cerebro y tu cuerpo. Cuando reintroduces un tipo de comida a tu dieta después de varios días, puedes observar cómo responde tu cuerpo. (Obviamente, si tienes alergias consulta primero con un profesional médico).

Los diferentes tipos de ayuno son excelentes elecciones de estilo de vida para nuestro cerebro, cuerpo y salud mental, y, por supuesto, tienen muchos beneficios espirituales. Al disciplinar nuestra *mente* y elegir reducir nuestra ingesta *corporal* de alimentos mientras nos enfocamos en Dios, nuestro *espíritu* se desarrolla. Jesús quiere que seamos un espíritu, alma y cuerpo integrados (1 Tesalonicenses 5:23).

Cualquier dieta que prometa resultados *instantáneos* debería colocarse bajo nuestro radar intelectual. El cambio real y permanente siempre toma *tiempo y esfuerzo*. No esperes resultados inmediatos. Sí espera días difíciles. Pero recuerda siempre que eres más que vencedor en Cristo, para quien todas las cosas son posibles.

CONSEJO 7: COMPRA DE COMIDA

Al comprar cualquier producto alimenticio, asegúrate de que sea comida *real* en la medida de lo posible, no un producto parecido a comida. Intenta comprar fuera del supermercado: visita la caja de agricultura apoyada por la comunidad local, mercados de agricultores y tiendas de granja, o comienza a cultivar o criar tu propia comida.

Conoce a las personas que producen tu comida: hazles preguntas y conoce la historia que hay detrás de tus alimentos. En general, evita a los productores de alimentos que son evasivos sobre cómo se cultivan, crían o fabrican los alimentos, o que no permiten visitas (como en una granja). Pregunta a los productores locales y de temporada qué tienen en abundancia, y cómpralo. Esto ayuda a prevenir el desperdicio de alimentos y apoya a los negocios locales.

Compra alimentos producidos localmente y de manera orgánica: apoyan a tu comunidad y tu ecosistema, y reducen el uso de combustibles fósiles, además de garantizar que obtengas alimentos lo más frescos, libres de productos químicos sintéticos y nutritivos posible, en especial en cuanto a productos frescos.

Compra alimentos integrales, como granos de trigo y productos enteros, que pueden ser "procesados" en tu cocina. También descubrirás que comprar alimentos integrales y procesarlos en casa puede ser una manera económica de hacer que tu dieta sea saludable. Las papas fritas, por ejemplo, tienen cierto costo por kilo, mientras que una variedad de papa tradicional en un mercado de agricultores cuesta menos de la mitad.

Si comes fuera, apoya establecimientos que sirvan alimentos locales, de la granja a la mesa, y producidos orgánicamente tanto como sea posible. Si visitas una tienda de comestibles, fíjate en el entorno estructurado y cómo el diseño está pensado para captar tu atención y hacer que compres y comas más alimentos procesados de la DAM. Los productos más saludables a menudo están cerca de la parte inferior de las estanterías, mientras que los alimentos más sanos están en el perímetro, como los productos frescos. Los pasillos del centro suelen estar llenos de alimentos procesados y refinados de la DAM. ¡Y recuerda evitar las compras impulsivas en la caja!

Compra alimentos silvestres: estos son generalmente más nutritivos y hacen que una comida sea emocionante y también impresionante. Este consejo se aplica a todos los tipos de alimentos. Si compras productos de origen animal, idealmente deberían ser criados en pastoreo o alimentados con pasto (apunta a que sean 100 por ciento alimentados con pasto, no solo terminados con pasto), criados orgánicamente, sin hormonas o antibióticos añadidos, y siempre criados con humanidad. Es buena idea comprar estas carnes en cantidades grandes y congelarlas para uso futuro. A menudo, varias personas compran partes de un animal completo de una granja local.

Intenta evitar comprar demasiada carne magra: opta por caldos de huesos, vísceras y otras partes del animal que sean más densas en nutrientes.

Compra una variedad diversa de alimentos. Si intentas comprar lo más estacional posible, a menudo comerás una dieta más variada. Los mercados de agricultores son lugares particularmente buenos para comenzar. ¿Alguien se apunta a nabos japoneses y colinabos con papas moradas?

Comprar a granel en temporada y congelar o preservar los alimentos puede ahorrar tiempo y dinero. Por ejemplo, compra bayas o tomates en el verano cuando están ampliamente disponibles y son más económicos, y congélalos, o hazlos puré para los meses de invierno.

Intenta comprar nueces, semillas y granos enteros y procesarlos en casa. Por ejemplo, haz tu propia harina de trigo para tu pan casero o prepara tu propia leche de almendra. Hay innumerables recetas gratuitas en el internet. Si compras pan, asegúrate de que sea fresco, integral, y que contenga idealmente unos pocos ingredientes simples y bien conocidos; debería comenzar a ponerse rancio después de un día. Compra grasas que sean sin refinar, sin filtrar, extra virgen (cuando sea posible) y procesadas en frío.

Recuerda: "Si no se descompone en tu cocina, no se descompone en tu estómago". Evita todos los alimentos que no se pudren (con ciertas excepciones, como la miel). Evita los alimentos de la DAM, los alimentos con nutrientes añadidos o los alimentos que hacen afirmaciones sobre la salud. Piensa en una manzana: ¿tiene alguna afirmación sobre la salud pegada a su piel?

CONSEJO 8: RESPETA EL MEDIOAMBIENTE

El apóstol Pablo declara: "En conclusión, ya sea que coman o beban o hagan cualquier otra cosa, háganlo todo para la gloria de Dios" (1 Corintios 10:31). Como administradores de la creación de Dios, lo glorificamos cuando manejamos bien los recursos de la tierra y comemos alimentos que nos nutren y glorifican la creación de nuestro propio cuerpo.

Antes de comprar cualquier alimento, reflexiona profundamente sobre cómo fue producido. Si lo compras, pregúntate si estás manejando bien la creación de Dios. Haz un esfuerzo cada día por pensar en cómo llegó la comida a tu cesta o a tu plato. Tal vez haz una oración por las personas que la produjeron y agradece a Dios por la oportunidad de glorificar su creación con tu comida.

Ofrécete de voluntario en una granja local, en un mercado de agricultores, en una tienda de granja o en una caja de agricultura apoyada por la comunidad, o planta un huerto y comienza a criar gallinas. Al enfrentarte cara a cara con tu comida, desarrollarás un aprecio más profundo por la creación de Dios y el regalo de la vida.

Piensa en maneras de reducir el desperdicio de alimentos. Compostar los restos de alimentos o volver a cultivar verduras a partir de los recortes, por ejemplo. Comienza a criar gallinas y aliméntalas con los restos de la cocina como complemento de su dieta. Consulta *Folks, This Ain't Normal: A Farmer's Advice for Happier Hens, Healthier People, and a Better World* [Esto no es normal: Consejos de un granjero para gallinas más felices, personas más sanas y un mundo major] de Joel Salatin, y también *Waste: Uncovering the Global Food Scandal* [Despilfarro: Revelando el escándalo alimentario mundial] de Tristram Stuart para más sugerencias.

Considera maneras de votar no solo con tu tenedor sino también con tu voto político. Involúcrate en movimientos de base que promuevan métodos de agricultura local, sostenible y agroecológica.

244 PIENSA Y COME DE MANERA INTELIGENTE

Contacta a tus representantes locales y estatales para luchar por un mejor sistema alimentario. Envía cartas a los funcionarios del gobierno que manejan las pautas dietéticas. Hay muchas maneras de hacer realidad un sistema alimentario más sostenible no solo para ti, sino también para cada persona en el planeta, mientras administras bien la creación de Dios y traes "el cielo a la tierra".

Sé un "hípster" y comienza un huerto agroecológico, o incluso una granja, aunque solo tengas una gallina y un arbusto de calabacín al principio. Como se dice a menudo: "Poco a poco, se llega lejos".

CONSEJO 9: CÓMO COCINAR

A menudo, los libros de dietas se preocupan tanto por lo que comes que no explican cómo deberías preparar esas comidas para preservar la mayor cantidad de nutrientes posible. Cocinar no solo se trata de la preservación de nutrientes; también implica la biodisponibilidad de los nutrientes, es decir, cuán fácilmente pueden ser absorbidos. Los siguientes puntos son consejos de cocina que utilizamos como familia:

1. Algunas verduras son mejores si se comen crudas, como las lechugas, mientras que otras son mejores cocidas, como las zanahorias y los tomates. Para una lista completa de la preparación de frutas y verduras, consulta *Eating on the Wild Side* [Comer en el lado salvaje] de Jo Robinson.

2. Come tus productos con un tipo de grasa, a fin de absorber los nutrientes solubles en grasa.

3. Hay varios factores principales en cuanto a la pérdida de nutrientes y la cocción: el calor, la duración del tiempo de cocción, la cantidad de agua, la cantidad de grasa en la comida, las fuentes de calor directas o indirectas utilizadas, y el tipo de combustible empleado. Ten en cuenta todo esto al cocinar cualquier alimento. Por ejemplo, sobrecocinar a altas temperaturas activa la reacción de Maillard, cuando las moléculas de glucosa y proteínas se unen a

altas temperaturas. Esto es tóxico porque forma productos finales de glicación avanzada (AGE, por sus siglas en inglés). Esto, a su vez, cambia la estructura de una proteína, haciendo que potencialmente sea un problema para que el cuerpo la digiera, asimile y metabolice, con efectos negativos en la salud como el posible desarrollo de cáncer. La mayoría de los alimentos procesados en la DAM se calientan a temperaturas muy altas y durante largos periodos de tiempo, ¡una razón más para evitarlos!

4. Idealmente, cocina las verduras en sopa, utiliza el método *sous-vide* en bolsas de silicona (un método de baño de agua o también llamado "baño maría"), guisadas en una olla de cocción lenta, escalfadas o al vapor. Ocasionalmente, tuéstalas o saltéalas, aunque debes evitar temperaturas altas con largos tiempos de cocción. Normalmente asamos las verduras un máximo de veinte a treinta minutos, o las salteamos solo un minuto en una pequeña cantidad de grasa (aceite de coco, aceite de oliva, manteca, mantequilla alimentada con pasto o manteca clarificada) después de cocinarlas al vapor a fuego medio-bajo. No hervimos nuestras frutas o verduras, ya que los nutrientes pueden filtrarse al agua.

5. Para la carne, el vapor, el método *sous-vide* y cocinar en sopas, guisos y caldos a fuego bajo son opciones más saludables. Evita las fuentes de calor directas y abiertas tanto como sea posible. Las parrillas de llama abierta pueden ser carcinogénicas, especialmente si prefieres tu carne bien hecha, lo que puede producir niveles potencialmente carcinogénicos de aminas heterocíclicas (HCA, por sus siglas en inglés) e hidrocarburos aromáticos policíclicos (PAH, por sus siglas en inglés), por ejemplo. Para obtener un exterior crujiente, puedes saltear o asar rápidamente la carne, volteándola constantemente, tras haber utilizado uno de los métodos anteriores. De vez en cuando, tenemos pollo asado, jamón, carne de res, pavo o cordero, que se cocinan a fuego lento en un líquido ácido como jugo de limón o vino (ver más abajo), y se hornean en papel pergamino o en una fuente para asar tapada.

6. Los ácidos, como el vinagre y el jugo de limón, también reducen el riesgo de efectos secundarios no deseados al cocinar, así que úsalos al cocinar todo tipo de alimentos. ¡Además, son excelentes para dar sabor!

7. En cuanto a los frutos secos, las legumbres, semillas y granos, remojar y germinar puede ser mejor opción que los granos integrales regulares, tanto en términos de digestión como de contenido en nutrientes y biodisponibilidad de nutrientes. En nuestra familia, personalmente no experimentamos beneficios adicionales al remojar o germinar nuestra quinoa. Sin embargo, mis hijas sienten que los frutos secos y las legumbres germinados son más digeribles. Tú puedes sentir lo contrario. Pueden ser caros, así que puedes germinarlos en casa para ahorrar dinero (hay muchos recursos en el internet que muestran cómo hacerlo).

8. Evita aditivos artificiales, condimentos y conservantes al cocinar. El sodio en la sal es un nutriente necesario, y una deficiencia de sodio puede perjudicar tu salud tanto como un exceso de sodio, aunque debería formar parte de una dieta equilibrada de alimentos *reales*. Descubrirás que los alimentos locales, frescos, orgánicos y de temporada no necesitan sal para reemplazar el sabor (a diferencia de los alimentos de la DAM). En cambio, sales como la sal rosa del Himalaya y la sal negra de lava, en cantidades moderadas, realzan en lugar de reemplazar los hermosos sabores de estos alimentos *reales*.

9. Usa una tabla de cortar distinta para la carne de la que usas para los productos y los granos.

10. No laves la carne, ya que eso puede propagar gérmenes por la cocina. ¡Pero siempre lávate las manos antes y después de manipular carne! Generalmente, sacamos la carne del paquete con un tenedor y tratamos de manejar la carne cruda con nuestras manos lo menos posible.

11. Lava bien todos tus productos. Los centrifugadores de ensalada y los aerosoles para frutas y verduras son indispensables en la cocina.

12. Usa ollas, sartenes y platos que estén libres de metales pesados, PFOA y PTFE, ya que estos químicos pueden tener efectos adversos sobre la salud. Nosotros usamos utensilios de cocina de acero inoxidable y cerámica, o utensilios antiadherentes que estén libres de metales pesados, PFOA y PTFE.

13. Como señala Michael Pollan: "Trata los postres como un placer". En su mayoría, si anhelamos algo dulce comeremos fruta. De vez en cuando disfrutamos de un buen postre, preparado con deliciosos alimentos *reales*. Para una sugerencia de receta, prueba nuestra receta de tarta de manzana; ¡no te arrepentirás!

14. Por supuesto, no hace falta decir que deberías comer muchas verduras y frutas.

CONSEJO 10: CÓMO COMER

Nuestros estilos de vida modernos y acelerados han creado la mentalidad que dice: *Estoy demasiado ocupado para sentarme a comer una comida casera.* Si valoras tu salud y tus relaciones, comienza a cambiar esta mentalidad. ¡Una comida familiar casera tiene más beneficios que solo la salud física!

La tecnología moderna ha hecho que sea más fácil, en muchos aspectos, que trabajemos *todo el tiempo*. No caigas en la trampa de vivir con una sensación de urgencia innecesaria, que puede llevarte a un estrés tóxico crónico y hacerte enfermar; y provocarte una digestión horrible. ¡Recuerda la conexión entre el intestino y el cerebro!

Come menos de productos envasados y menos frente a una pantalla: evita la televisión, la lectura o escuchar la radio mientras comes. Estas formas de entretenimiento te hacen prestar menos atención a cómo y cuánto estás comiendo.

El placer de preparar una comida y compartirla con personas es increíblemente poderoso y terapéutico. No veas la cocina como una tarea; considérala una aventura divertida y una oportunidad para pasar tiempo con aquellos que amas, familiares y amigos, tanto como sea posible en tu estilo de vida.

Come lentamente. Si comemos demasiado rápido comeremos más, ya que toma hasta veinte minutos para que nuestro cuerpo y cerebro envíen señales de saciedad y nos demos cuenta de que ya no tenemos hambre. Asegúrate de que la mayoría de tus comidas duren más de veinte minutos. Y recuerda: los dos primeros bocados de cualquier comida son los más sabrosos, ¡así que tómate tu tiempo para disfrutarlos!

¡*Hara hachi bu!* Toma en serio este dicho de Okinawa: deja de comer cuando estés lleno al ochenta por ciento. El ochenta por ciento no es un cálculo estricto; simplemente significa que, si te sientes bastante lleno, has comido demasiado. Se basa en la restricción calórica y, combinado con el ayuno, puede ayudar a mantener un estilo de vida saludable. Los okinawenses viven en una de las siete "zonas azules" identificadas (áreas que tienen la mayor expectativa de vida) y, por lo tanto, vale la pena tomar su consejo en serio. La clave es *comer menos*, lo cual será diferente para cada persona. En nuestra casa hemos adaptado este dicho: "solo puedes repetir con la ensalada, o cometerás un *hara hachi error*".

Evita comer entre comidas, ya que tu cuerpo no habrá tenido tiempo de digerir tus comidas anteriores y podrías terminar comiendo demasiado. Por lo general, come cuando tengas hambre, lo que requiere que aprendas a escuchar las demandas de tu cuerpo. Limitar tu ingesta de alimentos a tres comidas al día es un buen inicio. Si comes en exceso, seguirás comiendo; cuanto más comes, menos capaz eres de juzgar cuánto has comido.

Deja que tu mente y no tus ojos sea tu guía; no es buena idea decidir visualmente cuánto comer, ya que tendemos a terminar lo que hay

DOCE CONSEJOS PARA DESECHARLO 249

en el plato en lugar de detenernos cuando estamos llenos. Pon menos comida en tu plato o usa un plato más pequeño.

Sé consciente de los hábitos que puedes haber desarrollado con el tiempo, como comer cuando estás triste o emocionado (pero no hambriento), o llegar a casa e ir directamente al refrigerador o la despensa por costumbre (incluso si no tienes hambre).

Prepara y come comidas juntos como familia o con amigos tanto como sea posible. Esto no solo beneficiará tu salud, sino que también tiene beneficios adicionales para tus hijos: investigaciones muestran que el tiempo en familia en las comidas se relaciona con un menor consumo de drogas y alcohol, menos depresión y riesgo de suicidio, e incluso mejores calificaciones en la escuela. Además, la buena compañía se relaciona con emociones positivas, las cuales ayudan a la digestión y fomentan el bienestar mental.

No comas en tu auto ni sobre la marcha. Haz que tus hábitos alimenticios sean tan *deliberados* como tus hábitos de pensamiento. Además, tu postura es importante para la digestión, ya sea que estés en la mesa o realizando tus tareas diarias. Presta atención a la manera en que te sientas y estás de pie.

Quien cocina no debería limpiar, si es posible; divide las tareas y el trabajo se terminará en menos tiempo. Incluso puedes echarlo a suertes; ciertamente hace que la hora de la comida sea divertida.

CONSEJO 11: SUEÑO, HORARIOS Y DIGESTIÓN

El cerebro y el intestino están conectados en muchas cosas, incluidos el sueño y los horarios. Patrones de sueño saludables contribuyen a patrones de alimentación saludables.

No te vayas a dormir preocupándote por tus circunstancias, ya que eso puede alterar tu ciclo de sueño, tu digestión y tu peso. Entrega todos tus problemas a Dios, incluso si no están resueltos, y duerme citando un versículo de la Biblia o pensando en todas las cosas buenas que te han sucedido o en cualquier cosa que te haga feliz y te produzca paz. Anota tus preocupaciones antes de dormir y lee las promesas en la Palabra de Dios. Un buen versículo para memorizar es 1 Pedro 5:7 (NTV): *Pongan todas sus preocupaciones y ansiedades en las manos de Dios, porque él cuida de ustedes.* Dale a Él tus temores.

Cada persona tiene su propio ciclo de sueño, un ciclo que es tan único como todo lo demás sobre él o ella. Necesitas dormir, eso es evidente, pero no hay un consenso entre los científicos sobre cuántas horas de sueño necesitas exactamente o cuándo deberías dormir. Harás daño a tu salud si te preocupas por tu sueño, preguntándote qué sucederá y luego entrando en pánico porque no estás durmiendo exactamente ocho horas y no podrás digerir tu comida adecuadamente, y entonces te enfermarás, engordarás y sufrirás daño cerebral. Estos temores causan más daño cerebral y empeoran tus patrones de sueño; por lo tanto, relájate, lee la Biblia y ora si no puedes dormir. Incluso comienza una discusión con el Espíritu Santo acerca del tema del que quieras hablar.

Entrega tus hábitos alimenticios a Dios cada noche antes de dormir. Pídele que te guíe en tus decisiones sobre la comida. Ora por tu mente y tu cuerpo antes de acostarte.

Pídele al Espíritu Santo que te ayude con tu horario. Estás diseñado para "enfrentar el ajetreo", pero solo si este "ajetreo" está guiado por Dios. No hacer bien el ajetreo afectará tus patrones de sueño y tus elecciones alimenticias, incluida la cantidad que comes, ya que la falta de sueño está asociada con una mayor ingesta de alimentos al día siguiente. Patrones de sueño saludables y pacíficos, y horarios equilibrados, significan que comerás bien, y eso ayudará a mantener una buena salud.

CONSEJO 12: EJERCICIO

Come menos, muévete más: todos hemos escuchado este dicho en algún momento de nuestras vidas. El ejercicio no solo hace que nuestra sangre circule de manera más eficiente por nuestro cuerpo, llevando los químicos de la vida a las células y eliminando los desechos del metabolismo, sino que también puede mejorar todas las áreas de la función cognitiva, incluido el pensamiento, el aprendizaje y la memoria, especialmente con la edad. Cuanto más envejeces, más necesitas moverte, incluso si es en ráfagas cortas o simplemente subiendo las escaleras en lugar de usar el elevador.

La investigación indica que el ejercicio aeróbico en particular (como el cardio y caminar) crea una cognición mejorada y flexible y mantiene una buena salud corporal. Cuando haces ejercicio, tu cognición se vuelve más flexible, tu metabolismo aumenta ¡y se liberan hormonas estupendas! Sin embargo, recuerda que el ejercicio nunca puede compensar las elecciones alimenticias poco saludables. Tanto la actividad física regular como una dieta de alimentos *reales* y saludables son necesarias para un estilo de vida saludable. Los hábitos de vida poco saludables, como la DAM y ver televisión con poco o ningún ejercicio, acelerarán el proceso de senescencia, o muerte celular.

Al correr, caminar rápidamente, hacer *spinning*, entrenamiento de alta intensidad, levantar pesas o cualquier actividad que elijas, esos ejercicios están cambiando tu ADN, hormonas, cerebro y todo tu cuerpo para mejor. Y para potenciar tu rutina de ejercicios, puedes añadir una taza de café orgánico recién tostado, de comercio justo y en grano entero. El café puede cambiar tu expresión genética de la misma manera que lo hace el ejercicio; pero, por supuesto, no sustituye al ejercicio.

Tu mente hace que el ejercicio sea mucho más efectivo. Después de todo, el ejercicio es una elección que haces con tu mente, ¡así que cuando te ejercites, pon tu mente en ello! Sé tan deliberado con tus hábitos de ejercicio como lo eres con tus hábitos alimenticios.

21

VEINTIÚN RECETAS PARA COMENZAR

HUMMUS DE AGUACATE Y CILANTRO

1 aguacate maduro, pelado y sin hueso
1 taza de garbanzos, escurridos y enjuagados
1/4 de taza de cilantro fresco picado
2 cucharadas de jugo de limón fresco
1 cucharada de jugo de lima fresco
Ralladura de limón (al gusto)
1 cucharadita de comino
Sal y pimienta negra molida al gusto
1 diente de ajo fresco picado
1 chile, finamente picado y sin semillas (opcional)
1/2 taza de tahini (casero es siempre el más sabroso)
3 cucharadas de levadura nutricional (opcional)
Una pizca de pimienta de cayena

Mezcla todos los ingredientes en un procesador de alimentos o una licuadora potente hasta obtener una mezcla cremosa. Agrega un poco de agua si es necesario. Sirve con verduras frescas y crujientes de temporada como zanahorias, pimientos, apio y pepino; con pan de pita casero (de grano entero o sin grano); o con galletas saladas caseras. Sirve como aperitivo o como almuerzo o cena, ¡lo que prefieras!

Si deseas una variación de sabor más interesante, prepara tu propio tahini: tuesta semillas de sésamo crudas a fuego bajo en el horno, muele hasta obtener una pasta suave y luego añádelo a los demás ingredientes. O, si no te gustan los garbanzos, utiliza una taza de coliflor al vapor o una taza de calabacín en cubos. Generalmente, es buena idea experimentar con verduras que sean de temporada.

¿Cansado del sabor? Sustituye el cilantro por perejil fresco picado, menta, albahaca, cebollino u orégano; es posible que debas ajustar las cantidades según tu preferencia. La menta combina especialmente bien con los limones en conserva en un hummus. ¿No puedes soportar el picante? Omite el chile y reemplaza la cayena por un toque de pimentón dulce (ahumado o regular).

¿Quieres una versión más dulce? Usa una remolacha roja grande asada en lugar de garbanzos y aguacate. Esta versión funciona particularmente bien con menta o albahaca en lugar de cilantro. Para asar la remolacha, precalienta el horno a 400 °F (204 °C), frota el exterior de la remolacha, colócala en una bolsa de papel pergamino y hornéala durante 30 minutos o hasta que esté suave. Pela la remolacha y añádela al procesador de alimentos con los otros ingredientes. El hinojo crudo (o anís) es especialmente sabroso con esta variación.

Otra versión amigable para el estómago: sustituye el aguacate y los garbanzos por dos tazas de calabacín picado, y vierte lentamente 1/4 de taza de aceite de oliva en un chorro fino y constante a baja velocidad (para emulsionar) después de haber mezclado todos los otros ingredientes hasta formar una pasta cremosa.

En general, un mortero es una excelente inversión para moler todas las hierbas en lugar de solo picarlas: resalta su sabor perfectamente.

ENSALADA DE DIENTE DE LEÓN CON AGUACATE

4 tazas de zanahorias partidas en juliana

2 tazas de hojas de diente de león picadas

1 aguacate maduro, pelado y sin hueso

1 cucharada de jugo de limón fresco exprimido

1 diente de ajo picado

sal y pimienta negra al gusto

una pizca de pimienta de cayena

1/2 cucharadita de páprika

1 cucharada de levadura nutricional (opcional)

1. Corta en juliana las zanahorias con un pelador (normalmente dejamos la piel) y mezcla con hojas de diente de león picadas.

2. Mezcla el aguacate, el jugo de limón, el ajo, la sal y la pimienta negra, la cayena, la páprika y la levadura nutricional, y mézclalo en la ensalada. Deja reposar durante 5 minutos y luego sirve.

ENSALADA SENCILLA DE RÚCULA (ARÚGULA) Y COL RIZADA

1 taza de rúcula baby

2 tazas de col rizada de tu elección

1/2 taza de tomates cherry, cortados por la mitad

1 limón exprimido

sal y pimienta al gusto

1 cucharada de aceite de oliva

1 cucharadita de mostaza de Dijon (opcional)

1. Mezcla la rúcula, la col rizada y los tomates con jugo de limón, sal, pimienta negra y aceite de oliva.

2. Masajea con mostaza de Dijon, si lo deseas (esto ablanda la col y la hace más digerible). Deja reposar de 5 a 10 minutos y luego sirve.

ENSALADA DE QUINOA CON MENTA Y PIMIENTO ROJO

1 taza de quinoa de comercio justo

2 tazas de agua o caldo casero

2 pimientos rojos (pimiento morrón), cortados en cubos

2 cucharadas de aceite de oliva, divididas

sal y pimienta negra al gusto

1/2 diente de ajo finamente picado

1 limón, cortado por la mitad

1 pepino picado

1 1/2 cucharadas de menta picada fresca

3 tazas de hojas verdes para ensalada

2 cucharaditas de vinagre balsámico (o cualquier otro vinagre de tu elección)

1. Enjuaga bien la quinoa en un colador pequeño. Coloca la quinoa y el agua (o caldo casero) en una cacerola y lleva a hervir. Reduce a fuego lento. Cubre y cocina hasta que el líquido se haya absorbido, aproximadamente 10 a 15 minutos.

2. Coloca la quinoa cocida en un tazón para ensalada con pimientos, una cucharada de aceite de oliva, sal y pimienta negra recién molida (¡sé generoso con la pimienta negra!), ajo picado y el jugo de medio limón. Deja que esta mezcla se enfríe.

3. Cuando la quinoa esté a temperatura ambiente, añade el pepino, la menta, las hojas verdes para ensalada, el aceite de oliva restante, el vinagre balsámico y el jugo de la otra mitad del limón, además de más sal y pimienta si es necesario. Mezcla y deja reposar de 5 a 10 minutos antes de servir.

ZANAHORIAS AL VAPOR

10 zanahorias arcoíris, enteras, con los extremos cortados (deja la piel, solo asegúrate de lavarlas bien)

1 cucharada de manteca clarificada (o aceite de oliva para hacerla vegana)

sal y pimienta al gusto

1/2 diente de ajo picado

1. Cocina las zanahorias enteras al vapor durante unos 8 minutos o hasta que estén tiernas, dependiendo de su tamaño.

2. Pica las zanahorias y mezcla con manteca clarificada o aceite de oliva, sal, pimienta y ajo.

Si deseas realzar el plato, espolvorea con comino o dos ramitas de tomillo. Si no puedes encontrar zanahorias arcoíris, usa zanahorias normales, de color naranja (¡y cultiva las tuyas para el futuro!).

PURÉ DE CALABAZA CON CANELA Y COMINO

1 calabaza entera, pelada, sin semillas y cortada en cubos (enjuaga y reserva las semillas)

1 cucharadita de vinagre balsámico

2 pizcas de canela

1 pizca de comino

1 cucharada de manteca clarificada (o aceite de oliva para hacerla vegana), además de un poco más para las semillas

1/2 diente de ajo picado

sal y pimienta al gusto

1. Precalienta el horno a 325 °F (160 °C). Mezcla las semillas reservadas en vinagre balsámico y un poco de grasa de tu elección y tuéstalas en papel pergamino durante unos 15 minutos. Mezcla las semillas nuevamente y tuéstalas por otros 10 minutos. Deja enfriar.

2. Mientras se tuestan las semillas, cocina al vapor la calabaza durante unos 12 minutos hasta que esté tierna y se pueda perforar fácilmente con un tenedor.

3. Combina todos los ingredientes (excepto las semillas) y tritura.

4. Antes de servir, espolvorea con las semillas tostadas.

COLES DE BRUSELAS BALSÁMICAS CON CASTAÑAS ASADAS

2 tazas de coles de Bruselas

1 diente de ajo picado

1 cucharada de manteca clarificada (o aceite de tu elección)

1 cucharada de vinagre balsámico

sal y pimienta al gusto

2 tiras de tocino de tu elección (como cerdo, pavo o res), picadas y salteadas, o 4 rebanadas de prosciutto (opcional)

1/2 taza de castañas asadas, picadas

1. Cocina al vapor las coles de Bruselas ligeramente (normalmente las cocinamos al vapor durante unos 6-7 minutos).

2. Mezcla todos los demás ingredientes excepto las castañas. Deja reposar durante 15 minutos.

3. Agrega las castañas, deja reposar otros 5 minutos y sirve.

LASAÑA DE BATATA (CAMOTE / PAPA DULCE) Y QUESO RICOTA

1 cebolla (amarilla o roja) picada

2 dientes de ajo fresco picados

1 taza de albahaca picada fresca

1 taza de orégano picado fresco

3 ramitas de romero picado fresco

1/4 taza de tomillo, picado fresco

1/4 taza de mejorana, picada fresca

1 cucharada de perejil, picado fresco

sal y pimienta al gusto

1 kilo de carne molida de tu elección (intenta encontrar una versión "primal" [sin químicos ni conservantes] que esté mezclada con vísceras)

3 tazas de tomates, picados

3 tazas de puré de tomate

1 taza de concentrado de tomate

1/4 taza de vino tinto (sin sulfitos es una buena opción)

3 batatas grandes, peladas y cortadas en láminas de estilo lasaña, de aproximadamente medio dedo de grosor

2 cucharadas de aceite o grasa de tu elección

1 1/2 tazas de queso mozzarella de leche entera, rallado y dividido

1 1/2 tazas de queso ricota

1/2 taza de nata para montar

1 huevo grande

1/4 taza de queso parmesano rallado fresco

1. A fuego medio bajo, sofríe la cebolla, el ajo, las hierbas, la sal y la pimienta en la grasa hasta que las cebollas estén translúcidas.

2. Agrega la carne a fuego bajo y cocina (revolviendo enérgicamente para evitar grumos) hasta que esté ligeramente dorada.

3. Agrega los tomates y el vino, y cocina a fuego lento durante aproximadamente dos horas y media (una hora con la tapa puesta, una hora y media con la tapa quitada) para crear la salsa boloñesa.

4. Mientras tanto, precalienta el horno a 425 °F (220 °C). Rocía las rodajas de batata con un poco de aceite o grasa (muy, muy poco, ¡o estarán demasiado blandas!) y hornea sobre papel pergamino hasta que estén tiernas (unos 20 minutos).

5. Combina una taza de mozzarella, ricota, crema espesa y huevo en una cacerola, y cocina a fuego medio-bajo hasta que la mozzarella se derrita.

6. Coloca la lasaña en capas en un molde de aproximadamente 22x33 cm de la siguiente manera: un tercio de la "pasta" de batata, un tercio de la salsa boloñesa, luego la mitad de la salsa de ricota. Repite. Para la tercera capa utiliza la batata restante y la boloñesa, luego cubre con la 1/2 taza de mozzarella y parmesano restantes, lo que permitirá que la parte superior se dore ligeramente. Opcional: cubre con albahaca fresca u orégano antes de meter al horno.

7. Precalienta el horno a 350°F (180°C). Hornea la lasaña durante 20 minutos, o hasta que la parte superior tenga un color dorado.

En lugar de la batata, puedes usar láminas de lasaña integrales o sin gluten, o incluso berenjena, calabacín u otra verdura para variar o para un sabor menos dulce. Experimenta con lo que esté de temporada. También puedes usar esta salsa boloñesa en cualquier tipo de pasta, incluida la pasta de calabacín.

Para una salsa boloñesa vegana, ralla zanahorias, cebollas, coliflor, calabacín (o cualquier verdura de temporada) en un procesador de alimentos para obtener aproximadamente 6 tazas. Sofríe rápidamente a fuego medio bajo. Agrega los tomates y el vino y cocina a fuego lento durante 45 minutos. Para una salsa más espesa, añade una taza de garbanzos escurridos y enjuagados que se hayan hecho puré en el procesador de alimentos, y cocina a fuego lento hasta una hora. Sustituye la salsa de ricota por una salsa bechamel vegana; hay muchas recetas excelentes en el internet y en libros. Nuestro favorito personal es la salsa de Diana Sanfilippo en *Mediterranean Paleo Cooking* [Cocina mediterránea paleo].

Hay muchas recetas geniales en el internet y en libros para hacer y conservar tus propias salsas de tomate. Si tienes que comprar salsa de tienda, elige salsas orgánicas en tarros de vidrio, latas libres de BPA o cajas que puedan ser reutilizadas o recicladas. Nosotros usamos tanta salsa de tomate, que inevitablemente nos quedamos sin ella y tenemos que comprarla en la tienda durante los meses más fríos cuando los tomates no están en temporada.

Si no puedes tolerar los tomates, busca una salsa marinara sin tomate en el internet y usa las mismas cantidades. Nuestra favorita para esta receta es la salsa marinara de Jenni Hulet, que puedes encontrar en su blog, *The Urban Poser*.

SALMÓN CON REMOLACHA Y PIMIENTA ROSA

1 remolacha roja

2 filetes de salmón

1 limón entero

2 dientes de ajo cortados en rodajas finas en ángulo

2 cucharaditas de aceite de oliva (o grasa de tu elección)

Sal y pimienta al gusto

2 cucharaditas de pimienta rosa

2 cucharaditas de hojas de hibisco secas

1 cucharada de miso de garbanzo

Jugo de 2 limones

2 chalotas picadas

1 diente de ajo picado

1. Asar la remolacha. Precalienta el horno a 400 °F (200 °C), limpia la exterior de la remolacha, colócala en una bolsa de papel pergamino y hornea durante 30 minutos o hasta que esté suave. Deja enfriar, después pela y corta en cubos.

2. Precalentar el horno. Baja la temperatura a 320 °F (160 °C). Engrasa tu bandeja para hornear o forra con papel pergamino. Coloca los filetes de salmón uno al lado del otro en la bandeja.

Corta el limón en cuartos, quita las semillas y exprime el jugo sobre el pescado, luego rocía con aceite de oliva y espolvorea el ajo en rodajas y un poco de sal y pimienta uniformemente sobre cada filete. Cubre los filetes con más papel pergamino y hornea durante 20-30 minutos. Como alternativa, puedes colocar los filetes en una bolsa de papel pergamino con los cuartos de limón y hornearlos, o cocinarlos al vapor. Si los cocinas al vapor, rocía con aceite, limón, sal y pimienta y ajo. También funciona muy bien el agua infusionada con limón al cocinar al vapor. Un *sous vide* (con bolsas de silicona reutilizables) también es una buena opción.

3. Mientras se cocina el salmón, coloca los ingredientes restantes (remolacha asada, pimienta rosa, flores de hibisco, miso de garbanzo, jugo de dos limones, chalota picada, ajo picado y un poco de sal) en un procesador de alimentos o una licuadora potente y mezcla hasta que quede cremoso.

4. Rocía la salsa de remolacha sobre el salmón y sirve con un acompañamiento de tu elección. El hinojo (anís) combina muy bien con este plato.

Si eres vegano o vegetariano, o simplemente no quieres pescado, esta salsa de remolacha y pimienta rosa combina bien con hinojo ligeramente al vapor y quinoa u otro grano integral de tu elección (normalmente mezclamos la quinoa con un poco de aceite de oliva, sal y pimienta en esta receta).

¿No te gustan los garbanzos? Prueba con sustituir el miso por una cucharadita de tahini y un chorrito de aminos de coco (una "salsa de soja" hecha de coco en lugar de soja).

SOPA DE POLLO Y VERDURAS

   1 cebolla amarilla picada
   2 puerros (poros) picados
   3 calabacines (zapallito italiano) cortados en cubos
   1 taza de apio picado

1 taza de zanahorias cortadas en cubos

1 taza de floretes de brócoli

1 nabo, cortado en cubos

3 dientes de ajo picados finamente

10 tazas de caldo casero (para más sabor) o agua

1 cucharada de vinagre de coco o vinagre de sidra de manzana

2 cucharaditas de pimienta negra

1 pizca de pimienta de cayena

1 cucharadita de semillas de apio

2 cucharadas de perejil fresco picado

1 cucharada de orégano fresco picado

1 cucharada de tomillo fresco picado

1 cucharada de albahaca fresca picada

1 cucharada de salvia fresca picada

Cilantro molido al gusto

Sal al gusto

1 pollo entero

1. Agrega las verduras a una olla grande a fuego medio bajo (o en una olla de cocción lenta en bajo) junto con el agua o el caldo.

2. Añade el vinagre, la pimienta, las hierbas y la sal al gusto, y mezcla bien.

3. Agrega con cuidado el pollo entero y cocina a fuego bajo durante 6 horas.

4. Retira el pollo, deja enfriar un poco, luego separa la carne de los huesos y vuelve a colocar la carne en la olla (puedes guardar la carcasa [huesos] del pollo para hacer caldo en recetas futuras).

5. Sirve tal cual o mezcla para obtener una consistencia más cremosa.

Para una versión vegana/vegetariana, omite el pollo, usa agua o caldo de verduras en lugar de caldo de pollo, y añade 3 tazas extra de verduras de tu elección. Cocina a fuego lento durante aproximadamente 1 hora.

Esta sopa se puede variar según lo que esté de temporada. Nosotros normalmente usamos las verduras que están creciendo o las que tenemos en nuestra caja de agricultura apoyada por la comunidad.

SALTEADO DE POLLO CON MOSTAZA Y CHAMPIÑONES

4 pechugas de pollo
2 dientes de ajo, picados
1 chalota picada
1 cucharada de manteca clarificada o grasa de tu elección
2 tazas de champiñones frescos picados
Sal y pimienta al gusto
2 ramas frescas de tomillo
3 cucharadas de mostaza Dijon
Jugo de un limón

1. Cocina al vapor el pollo hasta que esté bien cocido, luego córtalo en trozos pequeños.

2. Sofríe el ajo y la chalota en la grasa de tu elección a fuego medio bajo hasta que las chalotas estén translúcidas.

3. Agrega los champiñones y saltea hasta que el agua se haya evaporado.

4. Añade el pollo cocido, el tomillo, la mostaza Dijon y el jugo de limón, y saltea durante unos 2-3 minutos. Sirve con un acompañamiento de tu elección.

Para una versión vegana/vegetariana, añade mostaza y tomillo a los champiñones, saltea durante medio minuto y sustituye el pollo por una taza de quinoa o un grano integral de tu elección (cocido con agua o caldo de verduras).

WAFLES DE BATATA SENCILLOS Y DULCES

2 tazas de batata (camote), pelada y rallada
1 huevo
1 pizca de canela

1/2 cucharadita de sal

1/2 cucharadita de aceite de coco o grasa de tu elección

1. Mezcla la batata rallada con el huevo, la canela y la sal.

2. Derrite la grasa en la waflera y cocina la mezcla de batata. (Nosotros usamos una waflera de cerámica). Cocina hasta que esté dorada.

3. Acompaña con tus frutas favoritas; especias como canela; proteínas para hacer los wafles salados; grasas como mantequillas de nuez, crema de coco o crema o mantequilla orgánica alimentada con pasto. ¡Sé aventurero!

Para hacer los wafles salados, omite la canela y añade otra especia, como comino, si lo deseas.

AVENA CON AGUACATE SIN COCCIÓN

1/4 de taza de granos de avena o avena cortada al acero, remojada toda la noche en agua

1/2 aguacate maduro

3 cucharadas de leche de almendra casera o leche de tu elección

1 dátil sin hueso (añade un dátil extra si prefieres que sea más dulce)

2 pizcas de canela

Mezcla todos los ingredientes a alta velocidad hasta que esté suave. Agrega más leche si es necesario.

CUPCAKES DE HUEVO

12 tomates cherry picados

Un poco de manteca clarificada o grasa de tu elección

6 huevos

2 cucharadas de cebolla roja finamente picada

6 ramitas de cebollino fresco picadas

Sal y pimienta al gusto

6 tiras de tocino cocido de tu elección (opcional)

1. Precalienta el horno a 350 °F (180 °C).

2. Engrasa un molde para *cupcakes* de seis piezas con grasa o forra los moldes con papel pergamino.

3. Sofríe los tomates a fuego medio-bajo con un poco de manteca clarificada u otra grasa durante aproximadamente 1-2 minutos.

4. Bate juntos los huevos, la cebolla, el cebollino, la sal y la pimienta, y añade los tomates.

5. Coloca una rodaja de tocino alrededor del borde de cada *cupcake* (para que envuelva la mezcla de huevo).

6. Vierte la mezcla de huevo en el molde para *cupcakes*, dividiendo de manera uniforme, y hornea durante unos 15-20 minutos.

El queso rallado es una gran adición por encima, si puedes tolerar lácteos.

PAN DE SEMILLAS

1/2 taza de semillas de calabaza crudas y peladas

1 1/2 tazas de semillas de cáñamo crudas

1/2 taza de semillas de linaza molidas

1 taza de semillas de girasol crudas

2 cucharadas de semillas de chía

1 cucharadita de sal

Una pizca de stevia en polvo

3 cucharadas de polvo de cáscara de psillyum

1 1/2 tazas de agua

3 cucharadas de aceite de coco derretido o manteca clarificada

1. Mezcla las semillas, la sal, la stevia y el psillyum en un tazón.

2. Bate el agua con el aceite de coco derretido (o manteca clarificada). Añade a la mezcla de semillas. Después de mezclar bien, deja reposar durante 2 horas y media.

3. Precalienta el horno a 350 °F (180 °C). Vierte la mezcla en un molde para pan forrado con papel pergamino. Hornea durante 20 minutos. Gira el molde y hornea durante otros 50 minutos a 1 hora.

Si no te gusta la stevia, reemplázala por una cucharadita de néctar de coco, batido en el agua y el aceite de coco.

Para un pan más crujiente, apaga el horno, corta el pan horneado en rebanadas y déjalas en el horno durante 10-15 minutos.

MERMELADA DE NARANJA, CIRUELA Y ALBARICOQUE

3 dátiles sin hueso
1/2 taza de ciruelas secas
1/2 taza de albaricoques secos
1/2 taza de jugo de limón
1 naranja, exprimida
1 cucharada de semillas de chía

1. Remoja los dátiles, albaricoques y ciruelas en agua hirviendo que los cubra durante veinticinco minutos, y luego escurre.

2. Mezcla todos los ingredientes a alta velocidad hasta que quede suave (usando un procesador de alimentos o una licuadora de alta potencia). Agrega un poco más de agua o jugo de naranja si es necesario.

BATIDO DE PIÑA Y ALMENDRA

1 taza de almendras crudas enteras
1 piña, pelada, sin corazón y cortada en cubos
3 o 4 cucharadas de jugo de naranja recién exprimido (o más si es necesario)

1. En un procesador de alimentos, muele las almendras hasta tener consistencia de harina.

2. Añade la piña y el jugo de naranja. Mezcla hasta obtener una mezcla suave y sirve.

BATIDO VERDE DE "HELADO"

2 tazas de col rizada baby
2 tazas de espinaca
1 taza de agua de coco cruda

1 cuchara de proteína de vainilla (nosotros usamos Vega Vanilla Smoothie)

1/2 plátano congelado

1 cucharada de semillas de chía

2 cucharadas de leche de almendra casera o leche de tu elección

Mezcla todos los ingredientes hasta obtener una mezcla suave y cremosa.

SORBETE DE COCO Y MANGO

1 taza de mango congelado, pelado y picado

3/4 de taza de leche de coco

1 cucharadita de azúcar de coco o azúcar de arce

Un toque de vainilla

Mezcla todos los ingredientes y sirve.

TARTA DE MANZANA

Para la corteza:

1/2 taza de harina de coco

1/4 de taza de harina de tapioca

1/4 de cucharadita de sal

2 cucharadas de manteca clarificada o aceite de coco

1 cucharada de néctar de coco

2 huevos grandes

1/2 manzana grande, pelada, sin corazón, a cubos, y convertida en salsa en un procesador de alimentos (reserva las cáscaras)

Para el relleno:

1 cucharada de manteca clarificada o aceite de coco

4 manzanas, peladas, sin corazón y rebanadas (reserva las cáscaras)

1 pizca de clavos

1/2 cucharadita de nuez moscada

1 cucharadita colmada de canela

> 3 cucharadas de néctar de coco
> 2 cucharaditas de harina de coco
> 1 cucharadita de vainilla

Para el glaseado:

> Cáscaras de manzana reservadas
> 1/2 cucharadita de manteca clarificada o aceite de coco
> 1 cucharadita de ralladura de limón
> 3 cucharaditas de azúcar de coco
> 1 cucharadita de canela

Para la corteza:

1. Precalienta el horno a 400 °F (204 °C).

2. Mezcla las harinas y la sal juntas.

3. Bate el aceite, el néctar de coco, los huevos y el puré de manzana juntos.

4. Agrega cuidadosamente la mezcla de harinas, revolviendo con una cuchara de madera (sin sobremezclar, ya que la masa puede desmenuzarse). Mantén a mano una o dos cucharadas de agua por si necesitas humedecer la masa.

5. Forra tu molde para tarta con papel pergamino y presiona la masa. Pincha la masa uniformemente con un tenedor y hornea durante aproximadamente 8 minutos, o hasta que esté dorada.

Para el relleno:

1. Precalienta el horno a 350 °F (180 °C).

2. Derrite la manteca clarificada o el aceite de coco en una cacerola a fuego medio bajo. Añade las manzanas, las especias y el néctar de coco. Mezcla bien y deja en el fuego durante 5 minutos.

3. Incorpora la harina de coco y deja en el fuego durante otros 5 minutos.

4. Añade la vainilla, retira del fuego y deja enfriar la mezcla durante 10 minutos. Una vez fría, vierte en la corteza de la tarta y hornea durante aproximadamente 8 minutos, hasta que la parte superior esté ligeramente crujiente.

Para el glaseado:

1. Precalienta el horno a 400 °F (204 °C).

2. Mezcla las cáscaras de manzana con la manteca clarificada o el aceite de coco, la ralladura de limón, el azúcar y la canela.

3. Hornea en una bandeja para galletas durante aproximadamente 12 minutos o hasta que esté dorado y crujiente.

4. Cuando esté frío, desmenuza sobre la tarta de manzana horneada.

Nosotros generalmente horneamos las cáscaras de manzana justo después de la corteza, mientras preparamos el relleno.

Puedes hacer más masa para la corteza si deseas hacer una cubierta de rejilla más tradicional, pero hornea durante unos 8 minutos adicionales en la etapa final.

PASTEL BUNDT DE CHOCOLATE NEGRO

Para el pastel:

1 1/2 tazas de harina de trigo integral u otra harina de grano entero de tu elección (o 1 taza de harina de alforfón mezclada con 1/2 taza de harina de tapioca para hacerla sin gluten)
1 taza de azúcar de coco o azúcar de arce (usa 1/4 de taza extra si prefieres que sea más dulce)
1/2 taza de cacao
4 cucharaditas de polvo de hornear sin aluminio, dividido
1/4 de cucharadita de sal
5 huevos, separados
1/2 taza de aceite de coco
1 cucharadita de vainilla
3/4 de taza de agua tibia

Para el glaseado:

> 2 aguacates maduros, pelados y sin hueso
> 2 cucharadas de néctar de coco o jarabe de arce (también conocido como miel de maple, agrega una cucharada extra si lo quieres más dulce)
> 1/2 cucharadita de vainilla
> 1/4 de cucharadita de cacao

Para el pastel:

1. Precalienta el horno a 350 °F (180 °C). Engrasa un molde con el aceite de tu elección o forra con papel pergamino.

2. Mezcla la harina, el azúcar, el cacao, 3 cucharaditas de polvo de hornear y la sal.

3. Bate las yemas de huevo con el aceite de coco, la vainilla y el agua.

4. Bate las claras de huevo y la cucharadita restante de polvo de hornear hasta que formen picos. Agrega a la mezcla de yemas de huevo y mezcla bien.

5. Añade los líquidos a la mezcla seca y mezcla bien.

6. Vierte la masa en el molde preparado y hornea durante 25-30 minutos, o hasta que un cuchillo insertado en el pastel salga limpio. Deja que el pastel se enfríe a temperatura ambiente antes de glasear.

Para el glaseado:

Mezcla los aguacates con el néctar de coco (o jarabe de arce), la vainilla y el cacao. Unta sobre el pastel enfriado.

Para el glaseado, nosotros también utilizamos recetas del increíble libro de Jenni Hulet, *My Paleo Patisserie: An Artisanal Approach to Grain Free Baking* [Mi Pastelería Paleo: Un enfoque artesanal de la repostería sin cereales]. También hay muchas recetas excelentes en el internet que utilizan azúcares sin refinar. ¡Experimenta!

CONCLUSIÓN

"Que la comida sea tu medicina". Hemos estado meditando en la famosa cita de Hipócrates; ciertamente es una forma sencilla pero a la vez profunda de pensar sobre la comida. Sin embargo, diría que también es solo una cara de la moneda. Necesitamos que "comer y *pensar* sean tu medicina". Nunca cambiaremos nuestros hábitos alimenticios a menos que cambiemos la manera en que pensamos sobre la comida.

Los verdaderos cambios de estilo de vida, que pueden ser exasperantes y también agotadores, valen la pena. La ciencia y la Escritura están en sintonía (y así debería ser, ya que Dios nos dio la ciencia para comprendernos mejor a nosotros mismos y el mundo en que vivimos) en lo que respecta a los beneficios del cambio de estilo de vida. "Piensa y come de manera inteligente, saludable y feliz" es un cambio de estilo de vida que se basa en una fórmula de conocimiento, actitud y habilidades. Aporté el conocimiento de nuestros sistemas alimentarios en la parte 1. La actitud se trató en la parte 2. Y las habilidades para cambiar se ofrecen en la parte 3.

Conocimiento, actitud y habilidades (por lo tanto, tu estilo de vida) son impulsados y controlados por tu *pensamiento*. Si tu pensamiento no es correcto, nada más en tu vida irá bien, incluidos tus hábitos alimenticios. El pensamiento gobierna la alimentación, y las dos actividades son inseparables. Por eso he puesto tanto énfasis a lo largo de este libro en que la mentalidad detrás de la comida es el 80 por ciento, y la comida detrás de la mentalidad es el 20 por ciento.

Si queremos ver un mundo más saludable, necesitamos mirarnos en el espejo y ver a una persona más saludable: en lo mental y lo físico. Todo comienza con nosotros: debemos comenzar a pensar y comer de manera inteligente, feliz y saludable... y plantar árboles saludables no solo en nuestros huertos sino también dondequiera que vayamos, siguiendo los pasos de nuestro Señor y Salvador.

A cada lado del río estaba el árbol de la vida,
que produce doce cosechas al año, una por mes;
y las hojas del árbol son para la salud de las naciones.
(Apocalipsis 22:2)

ACERCA DE LA AUTORA

La **Dra. Caroline Leaf** es una calificada patóloga de la comunicación con una licenciatura en logopedia y una maestría y un doctorado en patología de la comunicación, con especialización en neurociencia cognitiva y neuropsicología. Se desempeñó en la práctica clínica durante veinticinco años, atendiendo a pacientes en el ámbito de la atención médica, la educación y el mundo corporativo. La Dra. Leaf actualmente es conferencista internacional, y autora sobre temas relacionados con los pensamientos, la mente y cómo esta cambia el cerebro, neuroplasticidad, salud mental, desempeño cerebral óptimo, estrés tóxico, pensamientos tóxicos, diferencias en el cerebro entre hombres y mujeres, desarrollo intelectual y aprendizaje, cómo controlar nuestros pensamientos, sabiduría, y cómo identificar y utilizar los dones naturales del individuo. Ella y su esposo Mac viven con sus cuatro hijos en Estados Unidos.